Karola Groch

Erlebnis Pakistan

Als Ärztin in einem geheimnisvollen Land

TRIGA – Der Verlag

Inhalt

Vorwort

In mehr als zehn Jahren haben mir die zahlreichen Einsätze als Entwicklungshelferin im Rahmen des SES Einblicke in ein außergewöhnliches Land gegeben.

Als Ärztin mit festem Standort in einem Dorf hatte ich durch viele Reisen nach Pakistan Gelegenheit, nicht nur das Gesundheitswesen in Stadt und Land, sondern auch die Lebensumstände der Menschen zu studieren.

Unter den bescheidenen Umständen und in dem heißen Klima war das Arbeiten nicht leicht. Es gab neben Erfolgserlebnissen auch Misserfolge. Ich brauchte Kraft, Umdenken und Umlernen, um dagegen anzukämpfen, und habe viele Freunde gefunden, die mir dabei halfen.

Ich entschloss mich sogar, die Landessprache Urdu zu erlernen. Denn ich musste mich auch mit den Bauersfrauen verständigen, die weder lesen noch schreiben – geschweige denn Englisch – konnten. So wollte ich ihnen zeigen, dass Lernen die Grundlage für mehr Selbstbewusstsein ist. Und ich durfte mich über einen Erfolg freuen: Bei einem meiner nächsten Einsätze las mir eine Dorfhebamme aus ihrem Lehrbuch vor. Die jungen Auszubildenden, die in der Schule bereits Lesen und Schreiben lernten, hatten es auch dieser Frau beigebracht.

Das Land Pakistan ist mir zu einem unvergesslichen Erlebnis geworden.

Start nach Pakistan

Vom SES (Senior Experten Service) ruft mich ein Einsatz nach Pakistan. Ein Dorf im Punjab wartet auf medizinische Hilfe.

Nun beginnt für mich eine aufregende Zeit. Wo liegt eigentlich Pakistan? Was ist das für ein Land? Wo befindet sich das Dorf und wie groß ist es? Was ist dort an medizinischer Versorgung vorhanden? Mit ist lediglich bekannt, dass im Dorf weder ein Arzt noch eine Schwester sind.

Ich studiere den Atlas und Literatur über Land und Leute. Bange Fragen beschäftigen mich: Was erwartet mich dort? Was erwarten die Menschen im Dorf von mir und kann ich ihre Erwartungen erfüllen?

Ich beschäftige ich mich mit Tropenkrankheiten, frische mein Wissen über Kinderkrankheiten auf, frage Kollegen, die bereits ähnliche Einsätze absolviert haben, nach ihren Erfahrungen und vertiefe mich in das Buch »Dort, wo es keinen Arzt gibt«.

Meine Spannung wächst von Tag zu Tag.

Am 5. Oktober 1999 fliege ich endlich los. Es geht mit PIA von Frankfurt/Main über Amsterdam nach Lahore. Mein Koffer ist vollgestopft mit Instrumenten, Medikamenten sowie Literatur über Medizin in Entwicklungsländern, einem englisch-deutschen Wörterbuch und persönlichen Sachen. Mein Mann Rudi bringt mich zum Flughafen und versucht, mich zu beruhigen. Dann einchecken – Gepäck bis Lahore – und Abschied.

Nun sitze ich im Flugzeug auf einem gewünschten Gangplatz und tausend Fragen nähren meine Zweifel über das, was vor mir liegt. Gewöhnlich bin ich beim Fliegen vom Start so gefesselt, dass ich alles um mich vergesse. Ist es nicht toll, wenn das Flugzeug abhebt und die Häuser und Wege immer kleiner werden? Ich suche etwas Bekanntes von Berlin zu erkennen wie den Fernsehturm – dann entschwindet man durch die Wolkendecke. In ein Traumland? Aber dieses Mal holt mich die Realität oder besser die Ungewissheit ein. Ich stelle mir etwas vor, was ich noch nicht kenne. Aber eigentlich geht es einem doch vor jeder Reise so.

In Amsterdam füllt sich unser Flugzeug. Dunkelhäutige, schlanke Menschen steigen zu.

Die Frauen tragen farbenprächtige Gewänder: lange Kleider mit langen Ärmeln, dazu Pluderhosen und ein großes Tuch – die Dupatta –, elegant um Oberkörper und Kopf geschlungen.

Die Männer tragen ebenfalls lange, aber einfarbige Hemden, Pluderhosen und ein Gebetskäppi oder einen Turban auf dem Kopf. Und dann sind da viele kleine Kinder. Sie sehen bis auf die dunkle Hautfarbe aus wie unsere Kinder und schreien auch so – die ganze Nacht lang im Flugzeug. Also: an Schlaf nicht zu denken. – Wie sind da unsere Mütter rührig. Sie versuchen mit allen Mitteln, die Schreihälse zu beruhigen. Nicht nur weil es ihnen peinlich ist. Aber die pakistanischen Mütter tun nichts dergleichen. Sie sitzen gelassen mit dem Kind auf dem Schoß da und lassen es quäken. Ab und zu reichen sie die Brust, dann ist für fünf Minuten Ruhe, doch dafür ertönt in der nächsten Reihe Spektakel. Die dazugehörigen Männer verziehen sich auf andere freie Plätze oder aufs Klo.

Ich versuche zu lesen. Der einzige Trost sind die zwischendurch gereichten köstlichen Speisen.

Endlich: Morgens um drei Uhr (zu Hause ist es 23 Uhr) landen wir in Lahore.

Das Flughafengebäude ist überfüllt, die Luft heiß, stickig und ich stehe da in meinen warmen Sachen.

Alles wuselt durcheinander. Da vorne entdecke ich drei lange

Schlangen für die Passkontrolle: eine für Ausländer, eine für Pakistani und eine für Mutter und Kind. Nach über einer halben Stunde kann ich passieren. Da ich noch kein Geld in der einheimischen Währung besitze, leiste ich mir keinen Gepäckträger, sondern greife mir einen Koffertrolli und reihe mich wieder am Gepäckband ein. Nach weiteren zehn Minuten kann ich meinen unversehrten Koffer schnappen, um mich an der Gepäck- und Zollkontrolle durchzudrängeln.

Draußen steht hinter der Absperrung eine Mauer von Pakistani, die ihre Angehörigen und Freunde abholen. In dieser Menschenmenge erkenne ich meine Freundin Dr. Senta Siller, die schon lange als Designerin in Pakistan ehrenamtlich arbeitet. Erleichtert atme ich auf und winke ihr zu.

Mit dem Taxi geht es im Morgengrauen durch die viel gerühmte Stadt zum Quartier.

Ich tauche ein in eine orientalische Welt. Der Morgendunst trägt einen von Hitze und Staub getränkten Grauschleier, die Straßen sind schon am frühen Morgen überfüllt mit Menschen, Eselskarren, Fahrrädern, beladen mit bis zu vier Menschen, Rikschas und Autos. Das Hupen ist ohrenbetäubend. Der Sound von Lahore klingt in den Ohren. Erstaunlicherweise aber beobachte ich in dieser Zeit keine Verkehrsunfälle.

Es gibt keine Bürgersteige, nur vor den zweistöckigen Häusern breite, sandige Wege. Darauf sind Stände mit Blumen, Obst oder Garküchen aufgebaut. Es gibt wenig moderne Hotels, dafür umso mehr Moscheen mit den unübersehbaren Minaretten. Weil ich übermüdet bin, nehme ich alles mit kritischen Augen wahr.

Später werde ich von Lahore einen anderen Eindruck gewinnen.

Auf dem Weg in unser Dorf

Ich übernachte bei meiner Freundin Dr. Senta Siller. Das ist die Designerin, die sich mit ihrem Mann, Prof. Norbert Pintsch, einem Architekten, seit 1991 für das Dorf einsetzt. Sie besitzen in Lahore unweit vom Fortress-Stadium eine kleine Wohnung, in der sie einen Show-Room eingerichtet haben. Hier laufen alle Informationen zum Verkauf der im Dorf hergestellten Artikel zusammen. Auch Azmat arbeitet hier, ein vertrauter Rikscha-Fahrer, der mit der Zeit zu einer Art Manager geworden ist.

Am folgenden Morgen starten wir zu dritt. Denn Senta lässt es sich nicht nehmen, mich persönlich bei meinem ersten Weg in das Dorf zu begleiten. Senta, Azmat und ich sind nicht per Rikscha, sondern mit einem geliehenen – und voll geladenen – Kleintransporter unterwegs. Unser Weg geht gen Süd-Lahore. Es dauert, bis wir die Randgebiete der riesigen Stadt erreichen. Auch hier dehnt sie sich immer weiter aus, wir kommen an einem großen Neubaukomplex vorbei, der gerade im Entstehen ist. Allmählich wird die Besiedelung dünner, die Umgebung zunehmend dörflicher. Wir biegen in die Grand Trunk Road ein, die von Islamabad im Norden kommend nach Karachi am Arabischen Meer führt

Diese große Landstraße hat keine Seitenbefestigung, sondern geht in einen breiten sandigen und staubigen Randstreifen über. Hier spielt sich der Kleinverkehr ab mit Fußgängern, Radfahrern, Eselskarren, großen Holzkarren – von Büffeln oder Kamelen gezogen – oder Tongas (einspännige Pferdekutschen). Dazwischen stehen immer wieder Sträucher, Palmen und Eukalyptusbäume; es sieht so aus, als hätten sie sich ihren Platz gesucht, um den Bauern oder Büffeln, Ziegen und Hunden auf den Wegen Schatten zu spenden.

Senta weist uns auf einen alten Hindutempel hin. Er liegt

etwas versteckt hinter Bäumen und ist noch aus der indischen Zeit erhalten, hat aber als religiöse Stätte keine Bedeutung mehr. Erst 1947 nach Beendigung der Kolonialzeit wurde Pakistan von Indien als eigener islamischer Staat abgegrenzt, so dass heute Moscheen mit ihren Minaretten das Bild beherrschen.

Die Menschen um uns herum tragen langärmlige Hemden. Die Frauen ziehen dazu Pluderhosen an, ihre langen Oberkleider sind aus dünnen, farbigen Stoffen genäht. Und natürlich gehört ein großes Kopftuch dazu, was trotz viel Gepäcks mit Geschick um Kopf und Körper geschlungen wird.

An den Füßen tragen die meisten Menschen Gummisandalen oder laufen barfuß.

Ich kann mich gar nicht satt sehen an diesen orientalischen Bildern.

Plötzlich ruft Senta: »Sieh doch mal dort vorn, diesen alten Mann! Ist das nicht eine wundervolle biblische Gestalt?«

Ein alter, dünnbeiniger Mann schreitet barfuß langsam den staubigen Weg entlang, er trägt ein langes helles Hemd, auf dem Kopf thront ein riesiger weißer Turban, in der Hand hält er einen langen Stock, mit dem er sanft eine Büffelkuh antreibt oder sich ab und zu aufstützt. Im Hintergrund große grüne Felder mit Palmen und Eukalyptusbäumen. Ich vergesse vor Begeisterung, den Fotoapparat zu zücken.

Ein Dorf reiht sich an das nächste, dazwischen große grüne Reis- oder Zuckerrohrfelder. Es ist jetzt Mittag und sehr heiß. Die Frauen haben ihre Arbeit auf den Feldern unterbrochen, sich unter Bäumen ein schattiges Plätzchen gesucht, wo sie auf der Erde sitzend ihr Essen ausbreiten.

Auch Tankstellen gibt es an der Fernverkehrsstraße: Es sind große Sandflächen mit einem staubigen Schild in Punjabi – der Landessprache – oder mitunter auch in Englisch: PETROL, GAS. Abgefahrene Autoreifen und Ersatzteile liegen am Rande aufgestapelt, ein bis zwei (je nach Größe der Fläche) alte Zapf-

den Rissen des verwitterten Mauerwerks wachsen Sträucher und kleine Bäume. Im Inneren der Anlage stoßen wir auf ein paar abgenutzte Bettgestelle, Plastikstühle und Wäschestücke, die an Baumästen zum Trocknen aufgehängt sind. Offensichtlich haben Nomaden hier eine Bleibe gefunden. Da wir aber niemanden entdecken, verlassen wir lieber das Gelände.

Bevor wir zu unserem ersehnten Ziel abbiegen, führt unser Weg noch an einer großen Wiese vorbei. Dahinter, umrahmt von Zypressen, ist das Grab eines berühmten Engländers – Lord Berkeley. Um seinen Tod ranken sich Legenden; er war ein Gegner der indischen Unabhängigkeitsbestrebung.

Dann kann ich schon das Dorf von Weitem sehen und atme auf.

Thatta Ghulamka Dhiroka oder Thatta Kedona – das Spielzeugdorf

Das ist das Dorf, dem meine Reise gilt.

Unser Fahrer Azmat biegt in einen breiten Feldweg ein, auf dem wir zwischen Eukalyptus- und Mangobäumen an grünen Wiesen und Reisfeldern entlangrumpeln.

Noch mal einen Rechtsbogen, da zeigt sich eine große rechteckige Fläche. Die ist umgeben von einer großen Mauer aus abwechselnd roten und weißen Steinen. Wie sich herausstellt, ist das die Dorfschule mit zwei Gebäuden, für Jungen und Mädchen getrennt.

Wir sind also angekommen in Thatta Kedona, wo rund 1200 Menschen leben. Thatta Kedona heißt »Das Spielzeug-Dorf«. Warum, das werden wir später erfahren. Der übliche lokale Name ist Thatta Ghulamka Dhiroka.

Azmat fährt die Hauptstraße geradeaus bis in die Mitte des Dorfes zum Frauenzentrum.

Natürlich sind alle Kinder schon neugierig zusammengelaufen. Voller Freude begrüßen sie Senta und drängeln sich mit uns in das Haus hinein.

Das Frauenzentrum oder Women-Art-Center – WAC, ist ein großes zweistöckiges Gebäude.

Zuerst führt uns unser Rundgang durch zwei Innenhöfe, die mit Pflanzkübeln geschmückt sind, über eine Treppe gelangt man von dort ins obere Stockwerk.

Ich lasse mir alles zeigen und bin danach ganz verwirrt, wie viel es in diesem Gebäude zu sehen und zu erfahren gibt. Doch die Einrichtung ist sehr praktisch für die Licht- und Klimabedingungen geschaffen. Zum Beispiel sind die Fenster in einer bestimmten Weise ausgerichtet, um zu vermeiden, dass sich das Haus in der Sonnenhitze zu sehr aufheizt.

Im Untergeschoss befindet sich zunächst das Dienstzimmer, dahinter das Musikzimmer. Dieser Komplex schließt den vorderen Teil mit dem ersten Innenhof ab. Rund um den zweiten Hof befindet sich links der Sanitärtrakt mit je zwei Hocktoiletten und Duschen – getrennt für Männer und Frauen – sowie vier Waschbecken.

Dem gegenüber ist hinter einer Mauer die Küche untergebracht. Zwei Gänge führen an Beeten vorbei zum Männerzentrum. Davor leiten hier noch zwei gegenüberliegende Treppen ins obere Geschoss.

Im Männerzentrum selbst sind Arbeitsräume für die Landwirtschaft und Metallverarbeitung eingerichtet.

Hier werden aber auch bunt bemalte Spielzeug-Rikschas angefertigt. Ein Volontär von der Universität Heidelberg kommt jedes Jahr hierher zur Hilfe.

Interessant sind die sechs Zimmer im vorderen Obergeschoss. Hier befinden sich außer zwei Gästezimmern und Terrassen auch die Räume der Puppenmacherinnen. Sie haben alles, was sie für ihre Arbeit benötigen: Bücher über die verschiedenen Landestrachten mit Anleitungen und Materialien. Senta hat diese Zimmer sachkundig eingerichtet und sich dazu in vielen Landesmuseen umgetan.

Und in jedem Raum hängt an der Decke ein Ventilator. Stolz führen sie mir die Puppenherstellung aus ökologischem Material vor: Ein Trikot wird mit Wollresten, die von einer Teppichfirma kommen, gestopft. Am Kopfende platzieren sie eine Pappmaske. Nun greift eine Künstlerin zum Pinsel und zaubert mit Farbe ein Gesicht auf das Trikot. Dann kommt das Echthaar und die jeweils landestypische Tracht mit dem dazugehörigen Schmuck und den passenden Schuhen. Die Kleider werden natürlich auch individuell per Hand angefertigt. Jetzt weiß ich, warum die Puppen so teuer sind.

Auf dem Dach des Centers befindet sich eine Solaranlage. Das ist die erste dieser Art im Punjab. Sie versorgt das gesamte Center mit Strom und warmem Wasser.

Der Blick von der Terrasse aus reicht weit in das Dorf, weil das WAC das höchste Gebäude im Dorf ist.

Senta zeigt mir noch mein Zimmer: Ich wohne unten, weil die oberen Gästezimmer noch nicht fertig eingerichtet sind. Ich kann ein Charpoi nutzen, das ist ein mit Hanfseilen gespanntes Holzbett, die Beine sind bunt bemalt. Dazu einen Tisch mit Petroleumlampe und Stuhl. Für meine Kleider sind Nägel an der Wand. Glücklicherweise hat Senta ein paar Bügel für mich. Ich versuche, es mir gemütlich zu machen.

Gemeinsam unternehmen Senta und ich einen ersten Rundgang durch das Dorf. Neben dem Frauenzentrum wohnt Pervez mit seiner Frau und seinen Eltern. Seinen Hof schmücken zwei wunderschön blühende Bougainvilleen.

Pervez' Vater ist der Präsident der örtlichen NGO (Non Gouvernement Organisation) und er selbst der Vertreter dieser Organisation im Dorf.

Sie heißt: Anjuman-E-Falah-E-Aama und ist verantwortlich für die weitere ganzheitliche Entwicklung des Dorfes.

Pervez' Hofgarten geht ohne trennende Mauer in den großen Hofgarten von Magos Familie über. Beide Familien sind miteinander verwandt.

Mago lebt hier mit ihrer Mutter, zwei Brüdern und zwei Schwestern und deren Kindern.

Sie ist ein kluges und aufgeschlossenes Mädchen und interessiert sich für medizinische Aufgaben. Da werde ich zugreifen.

Wir gehen weiter die Hauptwege entlang. An einer Ecke finden wir in einen »Shop«. Eine alte Frau hockt in der Ecke. Als wir sie mit dem üblichen »Asalam malcikum« begrüßen, bietet sie uns ihre nützlichen Schätze an: Brötchen, Bonbons, Kekse, Kartoffeln, Kerzen und Streichhölzer – alles durcheinandergewürfelt.

In vielen bunten Farben bemalte Türen öffnen sich, die Dorffrauen begrüßen Senta, einige laden uns zum Tee in ihren Hofgarten ein. Dabei kann ich mir alles ansehen und auch die einzelnen Höfe miteinander vergleichen. Stets wiederholen sich die grundlegenden Dinge. Lehmmauer außen und zum Teil auch innen zur Raumabgrenzung, Wasserpumpe, Feuerstelle zum Kochen, abgetrennte Nische für Reisig und Brennholz, Wäscheleine, mehrere Charpois, an der Hinterwand eingelassene Zimmer, deren Türen offen stehen und einen Einblick in den auf Charpois und Steinbänken gestapelten Hausrat gestatten. Und nicht zu übersehen: die großen runden Lehmspeicher für Getreide und Reis. Sie sind am unteren Rand mit einem Lehmstöpsel gegen Mäuse verschlossen. Die persönlichen Merkmale sind jeweils nach Geschmack der Hausherrin vorhanden. Dazu gehören Pflanzen im Hofgarten, Farben der Türen und bunte Lehmfigürchen zum Schmuck auf den Trennmauern.

Bei unserem Rundgang besichtigen wir noch den Männerversammlungsraum und die beiden Moscheen und landen schließlich erschöpft am anderen Ende des Dorfes. Hier finden wir den Büffelteich und den Weg zum Nachbardorf durch die Reisfelder.

Es sind nur noch wenige Schritte zum Frauenzentrum, in dem uns schon Mago erwartet.

Sie hat uns zum Dinner eingeladen und für uns zwei in ihrem Hofgarten einen Tisch mit Stühlen aufgebaut. Das ist eine Ehre für uns; denn gewöhnlich sitzt man zum Essen auf der Erde. Es riecht appetitlich. Mago hat für uns Hühnchen mit Dal und Reis gekocht. Außerdem hat sie Chapati frisch auf der Pfanne gebacken. Dazu wird Yogi–Tee (Tee mit Büffelmilch gekocht) getrunken. Zum Abschluss gibt es süße Nudeln als »Sweets«.

Wir beide genießen noch die Ruhe unter der sternenklaren Nacht und ziehen uns dann in unsere Zimmer zurück.

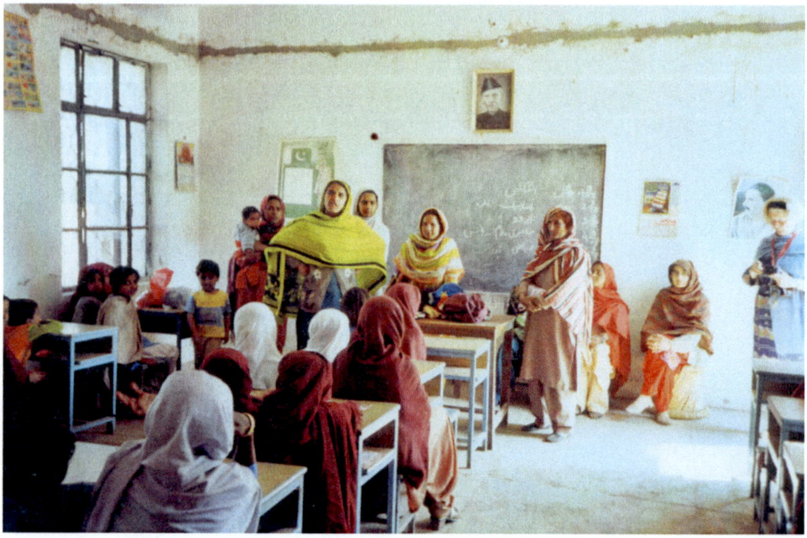

Mädchenklasse im Dorf – Vortrag mit den Gesundheitshelferinnen über Hygiene

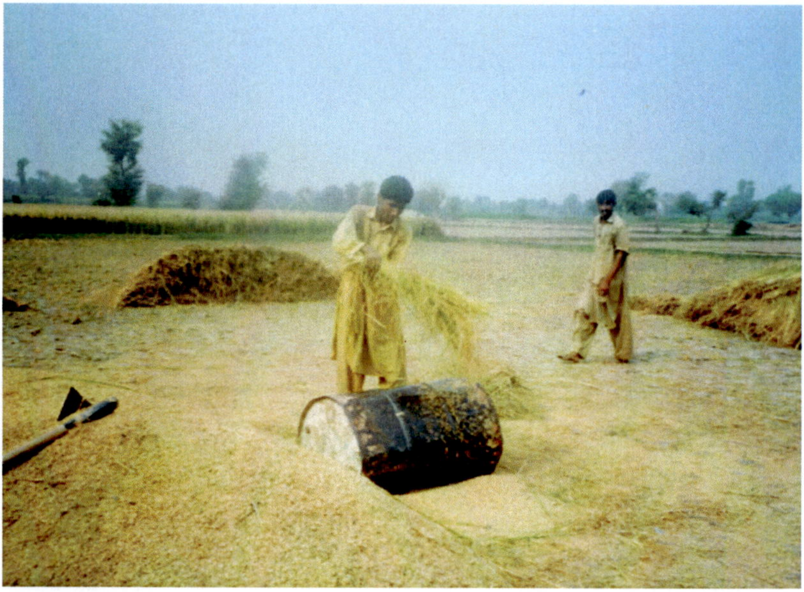

Reisernte

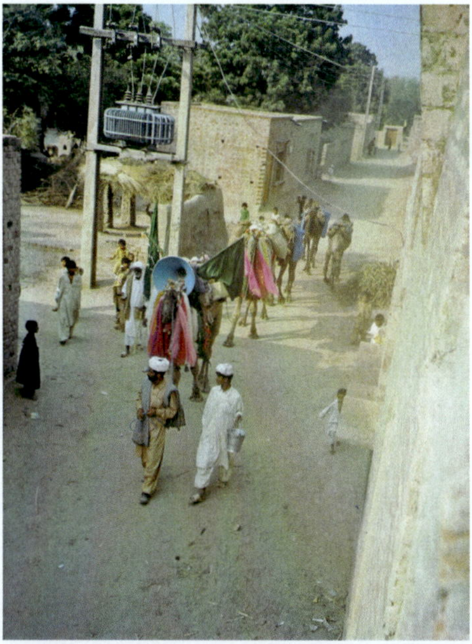

Gauklertruppe im Dorf

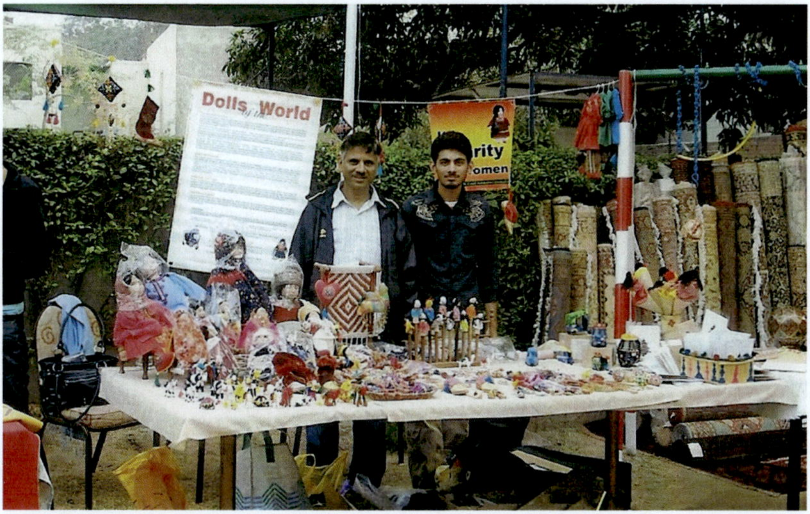

Azmat mit Sohn am am Verkaufsstand mit Handarbeiten vom Dorf

Die Dispensary

Nun bin ich allein in meiner neuen Umgebung.

Noch vor Sonnenaufgang hat mich der Maulvi (Geistlicher der Moschee) mit dem Lautsprecher vom Minarett aus geweckt. Im Islam wird von Sonnenaufgang bis Sonnenuntergang fünfmal am Tag gebetet. Und morgens enthält der Aufruf natürlich nach der Lobpreisung Allahs ein ausführliches Gebet mit Ermahnung zum Aufstehen.

Von unserer Terrasse aus genieße ich den Sonnenaufgang. Auf den Bäumen sitzen grüne und gelbe, laut schwatzende Papageien. Sogar ein Wiedehopf hat sich auf der Mauer niedergelassen.

Diese Bilder nehmen mir ein wenig meine Sorgen: Was erwartet mich hier? Wie verständige ich mich mit allen? Aber ich werde es schaffen, ich habe mir diese Aufgabe freiwillig gewählt

Ich erkenne schon die ersten Bauern bei der Reisernte. Per Hand wird der Reis mit einer Sichel geschnitten, gebündelt und über einer Benzintonne gedroschen. Der nun angefallene Haufen wird mit einer Schaufel umgesetzt, damit sich die Hacheln und Stroh von den Körnern trennen. Diese Arbeit wird auch von Frauen geleistet, sogar in der Mittagshitze.

Auf unserem Nachbargrundstück ist auch Bewegung: ich sehe von oben an der Hauswand eine junge Frau sitzen. Vor ihr ein großer Eimer mit einem farbigen Quirl, »Churn« genannt. Dieser ist mit einem um ihren Körper gewundenen Band verbunden. Durch ständiges hin und her Schwingen hält sie den Churn für die Butterherstellung in Bewegung. Wir ich später erfuhr, dauert diese schwere Arbeit über vier Stunden.

Nach dem Frühstück gehe ich zuerst zur Dispensary, dem Sprechzimmer. Hier arbeitete von 1991 bis 1993, die Tochter von Dr. Senta als junge Ärztin. Darüber fand ich noch Aufzeichnungen in einer schwarzen Aktentasche. Die junge Ärztin war sehr beliebt im Dorf, ihr guter Ruf hält bis heute an und verschafft mir einen guten Bonus. Aber seit ihrem Abschied waren weder Arzt noch Schwester im Dorf.

Vor der Dispensary steht ein großer Neem-Baum. Er fällt durch seine eigenartig spitz verlaufenden Blätter auf. Die Blätter sowie die Rinde werden zu medizinischen Zwecken und auch zur Desinfektion verwendet.

Die Dispensary ist ein dunkler und kühler Raum von etwa sechs Quadratmetern. Das einzige kleine Fenster geht nach Norden. Der Putz bröckelt reichlich von der Wand – die Folge des regelmäßig wiederkehrenden Monsuns. Das Zimmer wird durch eine Deckenlampe beleuchtet und ist mit einem Tisch, acht Stühlen, einer Liege und zwei Schränken eingerichtet.

Dieses Sprechzimmer ist noch auf Pervez' Grundstück gelegen, der Zugang ist von der Nordseite – also von der Straße aus. Den Schlüssel dazu hat Mago, die auch schon gekommen ist

Nun sitzen wir beide dort und beraten uns mittels Händen, Füßen und etwas Englisch.

Dann kommt Rubina dazu, die Schwester von Pervez. Sie arbeitet in der Baumwollfabrik in Okara, der 15 Kilometer entfernten Bezirksstadt, als Chemiefachkraft und spricht gut Englisch.

Wir drei richten zunächst den Raum mit Wasserschüssel, Seife und Handtuch wieder als Sprechzimmer her und beschließen, am folgenden Tag das Fehlende in der Bezirksstadt zu besorgen: Verbandsmaterial, Desinfektionsmittel, Scheren und Pinzetten, Mittel gegen Läuse und Krätze, die hier häufig bei Kindern vorkommen.

Hustenmittel und Instrumente – wie Blutdruckmessgerät, Stethoskop, Ohrenspiegel, Taschenlampe, Gerät für die Blutzuckermessung und Urinsticks habe ich mitgebracht.

Nun beginnt unsere Sprechstunde. Zögerlich kommen die ersten Frauen, sie lächeln verlegen. Die Patienten sprechen zu mir in ihrer Landessprache. Das ist Punjabi. Rubina übersetzt es ins Englische. Nachdem die erste magenleidende Patientin mit der erhaltenen Medizin zufrieden war, ging der Andrang los. Die Frauen brauchen ja hier nichts zu bezahlen.

Im Laufe des Tages stellen sich die anderen Kandidatinnen, die Senta vorsorglich ausgesucht hatte, für die Arbeit in der Dispensary vor.

Nun sind es sieben Personen: Mago und Rubina, die wir schon kennen, dazu Saghira, Sahiba und Iram. Das sind die jungen Mädchen, die im Dorf die fünfte Klasse absolviert hatten.

Die Schulpflicht auf dem Lande geht bis zur fünften Klasse.

Dann sind da noch drei »Dais«. Das sind die Dorfhebammen. Sie sind Frauen mittleren Alters, die bereits Geburten hatten und Erfahrungen damit besitzen. Sie genießen als fleißige Frauen das Vertrauen der Bauern.

Aber Jenat, Sughera und Meraj begum können nicht lesen und schreiben.

Nach dem ersten Beschnuppern gehen wir die wichtigen Dinge an:

Wie untersuchen wir eine Patientin? Wie befragen wir die Patientin? Ansehen der Patientin, Abtasten, Temperatur messen, Blutdruck messen, Urinuntersuchung. Und wir üben das Dokumentieren.

Im Laufe der Sprechstunde reift in mir der Gedanke, etwas Neues zu beginnen.

Solange im Dorf weder Arzt noch Schwestern sind, sollten wir einen Stab von Gesundheits- und Geburtshelferinnen ausbilden, die dann ständig vor Ort arbeiten. Das war auch Dr. Sentas Meinung.

Ich muss Vorbereitungen treffen. Es gibt reichlich Fragen: Wen bilden wir aus? Nach welchen Kriterien ? In welchem Zeitraum? Wer kann helfen? Und, und …

Am Ende der Sprechstunde unternehme ich noch einen Dorfrundgang. Mir fallen die Müllhaufen an jeder Straßenecke auf. Neben reichlich Plastiktüten liegen Nahrungsreste, in denen Hühner, Enten, Ziegen und Hunde Fressbares suchen.

Lautes Maschinengeräusch lenkt meine Schritte zu sich. Da entdecke ich einen im Kreis laufenden Büffel, der den Motor zur Futterschneidemaschine antreibt.

Ermüdet ziehe ich mich in das Frauenzentrum zurück.

Mitten in der Nacht schrecke ich hoch. Was bedeuten diese ungewohnten Geräusche? Ist hier noch jemand im Zentrum? Ich weiß, dass das Haus über Nacht verschlossen ist. Da, wieder: rum, rum – die Wand vibriert. Und keine Möglichkeit zum Hinaussehen. Das einzige Fenster zur Südseite ist sehr klein und hoch oben angebracht, damit sich am Tage nicht die Wärme anstaut. Nach kurzer Pause erneuter Lärm mit anderer Qualität: zu rum, rum noch tapp, tapp und psch, psch – so ganz nah, als würde der Maler die Wand streichen. Aber es ist ja Nacht, da arbeitet hier niemand. Aber was dann? Habe ich überhaupt die Türriegel eingehakt? Unterbrochen wird dieses beängstigende Spektakel nur durch die mir nun schon vertrauten laut ratternden Benzinpumpen auf den Feldern für Bewässerungskanäle. Diese Pumpen regulieren den Wasserstand in den Bewässerungskanälen auf den Feldern, indem sie Wasser aus den jeweiligen Brunnen dorthin pumpen

Die Geräusche wechseln in der Lautstärke sowie im Rhythmus. Ich müsste rausgehen und nachsehen. Doch ich verkrieche mich in mein Bett, ziehe die Bettdecke über meinen Kopf. Die schrecklichen Geräusche kriechen in meine Ohren. Die Wand wackelt und dröhnt. Mein Puls rast und Schweißperlen sammeln sich auf meiner Stirn. So zieht sich die Nacht dahin.

Endlich erklingt der Lautsprecher von der Moschee mit dem Morgengebet. Jetzt sehe ich durch das kleine Fenster die Morgendämmerung hereinschleichen. Ich fasse Mut, öffne die Tür: Niemand ist da. Die Treppe hoch zur Terrasse. Was sehe ich? An meiner Außenwand tummeln sich drei Büffel, einer schaut mit großen Augen nach oben.

Rubina stellt ein Buch zur Verfügung, das von der pakistanischen Regierung herausgegeben wurde für die Ausbildung der Gesundheitshelferinnen, genannt LHW-Gesundheitshelferinnen. Ich besuche mit den sieben Kandidatinnen unseren Arzt-Freund, Dr. Hussain, im nächsten großen Ort zur Beratung. Hier verfolgen sie interessiert den Ablauf einer Sprechstunde, die wegen der hohen Temperaturen draußen im Schatten abgehalten wird.

Sentas Freundin Roswitha in Sialkot ist zur Hilfe bereit. Sie wird bald auch meine Freundin. Seit dreißig Jahren lebt sie in Pakistan. Als ausgebildete Hebamme kam sie damals in dieses Land, heiratete hier, hat zwei Töchter und einen Sohn großgezogen und baut nun ein Gesundheitszentrum für die Fußballnäher der Firma ihres verstorbenen Mannes in Sialkot auf. Sie vermittelt mich zu einem Arzt im evangelischen Krankenhaus, der Erfahrung in der Ausbildung von Gesundheitshelferinnen hat Dieser pakistanische Arzt ist erfreut, weil wir die Ausbildung in unserem Dorf selbst vornehmen wollen. Und er verspricht mir zu helfen.

Zunächst empfiehlt er mir, einen Plan zu erstellen, in Anlehnung an das oben erwähnte pakistanische Buch. Dieses ist geeignet für die Gesundheitshelfer des unteren Levels, das sind die Analphabeten und Absolventen der 5. Klasse.

In den folgenden Tagen sitzen wir in der Dispensary mit den sieben Kandidatinnen und Lehrerin Rubina zusammen und erarbeiten einen Plan für zwei Jahre. Wir werden außer Rubina noch zwei Lehrerinnen organisieren, die die Helferinnen täglich unterrichten. Zweimal im Jahr werde ich für fünf Wochen im Dorf sein. Dann werden Workshops abgehalten und das Erlernte vertieft. Mit den Helferinnen werden wir die medizinischen Einrichtungen der Umgegend kennenlernen und somit ein Netzwerk für deren Arbeit schaffen.

Dabei muss ich die vorgegebenen Empfehlungen auf die in unserem Dorf herrschenden Bedingungen modifizieren.

Unser Ziel ist, dass die Gesundheitshelferinnen das grundlegende Hygiene- und Gesundheitsverhalten kennen und umzusetzen lernen. Sie müssen die wichtigsten Krankheiten kennen. Die einfachen, wie Läusebefall, Krätze, Verletzungen, Erkältungen, Kreuzschmerzen zunächst selbst behandeln. Aber dann müssen sie auch erkennen, welche Beschwerden zum Arzt gehören. Das sind hohes Fieber –wie es bei Malaria oder Lungen- und Hirnhautentzündung auftritt; Bauchbeschwerden, andauernder Husten (Tuberkulose), Blutarmut, Wurmerkrankungen, Kinderlähmung. Noch wichtiger ist die Betreuung der Schwangeren und der Neugeborenen. Nach zwei Jahren werden wir die Helferinnen prüfen und ihnen dann ein Zeugnis als Lady-Health-Worker oder Traditionell-Birth-Attendent (Geburtshelfer) verleihen.

Gemeinsam werden wir nun die Schulen besuchen.

Auf dem Weg dorthin sehen wir die kleinen Bewässerungskanäle auf den Feldern. Hier hocken gelegentlich Dorffrauen, die mit Kernseife auf einem Stein die Wäsche waschen. Die großen Kleidungsstücke – Pluderhosen und langes Hemd – werden auf der Wiese in der Sonne getrocknet.

Die beiden Schulgebäude – je eins für Jungen und für Mädchen – liegen in einem von einer Mauer mit weißen und roten Ziegeln eingefassten Gelände.

Die Mädchenschule besteht aus zwei Räumen. Aber nur einer ist mit Sitzbänken ausgerüstet. Hier haben zirka dreißig Mädchen Platz. In drei Blöcken sind jeweils sechs Doppelbänke hintereinander aufgestellt. An den Wänden hängen Farbtafeln mit englisch beschrifteten Gegenständen – Obst, Tiere, Möbel. Und an der Vorderwand hängt ein Bild vom Staatsgründer Jinnah.

Die Mädchen tragen wie die Jungen Einheitskleidung: weiße Hosen, blaues langes Hemd. Und die Mädchen haben dazu ein weißes Kopftuch. Die Kleidung muss von den Eltern bezahlt werden.

Die Schulpflicht auf dem Land geht bis zur fünften Klasse. Die Jungen und Mädchen sind in zwei Gebäuden voneinander getrennt. Aber die Schüler sitzen von der ersten bis zur fünften Klasse in einem Raum. Für die Mädchen arbeiten zwei Lehrerinnen. Ihre Schulbücher, Schiefertafeln und Bleistifte bringen die Kinder morgens mit zum Unterricht. Der große Schulhof ist mit einer Handpumpe ausgestattet. Dahinter steht das Toilettengebäude. Es ist verschlossen, hinter diesem Haus wird die Naturtoilette genutzt.

In der Klasse stellen wir uns vor und entwerfen vor den Schülerinnen und Lehrerinnen unsere Vorstellungen: die Gesundheitshelferinnen werden alle zwei Wochen in die Schule kommen, Vorträge zur Hygiene – wie Händewaschen an der Pumpe, Zähneputzen und Benutzung der Toiletten – halten. Hinzu kommen noch die Probleme mit dem Läusebefall und der Krätze.

Die neuen Aufgaben werden gleich am folgenden Tag in Angriff genommen. Das Toilettenhaus wird repariert und gereinigt.

Später kommen regelmäßig Studenten als Volontäre ins Dorf und bereichern den Schulunterricht mit Englisch, Basteln und Spielen.

In den nächsten Tagen werden wir gemeinsam einige Familien in ihren Hofgärten besuchen, die Nachbarorte ansehen und Sprechstunden in der Dispensary abhalten.

Harappa

Harappa ist neben Mohenjo Daro eine der zwei bedeutendsten Stätten der 5.000 Jahre alten Induskultur.

Dieser Ort liegt nur anderthalb Autostunden südlich von unserem Dorf.

Also lade ich meine Damen und die Lehrerin Rubina ein. Iqbal, ein unserem Dorf mit Rat und Tat sehr verbundener Architekt, fährt uns mit seinem Van über Sahiwal in seine Heimatstadt Harappa.

In seinem Haus erwartet uns seine Frau zum Tee. Dort sehen wir von Frau Iqbal aus Ton geformte Nachbildungen der in Harappa gefundenen Tier- und Ornamentendarstellungen aus der Zeit vor 5.000 Jahren: Büffel, Elefanten, Tiger Schafe, Schildkröten, Hunde, Rinder und das Einhorn. Der Ochsenkarren mit seinen Riesenrädern ist noch heute auf den Landstraßen zu finden. Und die Tondarstellung der »Mutter-Gottes-Figur« ist überall gegenwärtig.

Auch fand man hier die Seals (Siegel) aus Steatit. Sie tragen Tiersymbole und Schriftzeichen, die von links nach rechts geschrieben wurden.

Iqbal führt uns auf das riesige Ausgrabungsfeld. Es braucht einige Zeit, ehe wir uns zurechtfinden; denn es sind ja nur Grundrisse zu sehen. Aber dann erkennen wir, dass die Straßen rechteckig ausgerichtet waren. Alte Wasserzuführungen zu den einzelnen Häusern zeigen zum Teil steinige Überdachungen. Die Häuser hatten Toiletten und Bäder. Im Zentrum eines Wohngebietes gab es Zisternen sowie eine Abwasserentsorgung. Die Häuser waren aus gebrannten Ziegeln errichtet. Der Eingang lag zur Seitengasse, und das Leben spielte sich im Hof ab (so wie noch heute in den Dörfern). Aus den Grundrissen geht hervor, dass manche Häuser sogar zweistöckig angelegt waren.

Es gab nur wenig Fenster – wahrscheinlich um die Hitze zu umgehen.

Die Ausgrabungen geben Hinweise auf Landwirtschaft und Viehzucht.

Schließend besuchen wir das Museum. Hier gibt es ergänzende Skizzen und Darstellungen zum Bau der Stadt mit Häusern und Straßen. Man vermisst hier sakrale Bauten – wie Tempel – oder Hinweise auf eine religiöse Kultur. Doch es gab eine Hochkultur in der Architektur, der Hygiene, des Ackerbaus und der darstellenden Kunst. Gegeben durch den fruchtbaren Boden, die Wasserverhältnisse – das Land liegt ja in der Nähe des Flusses Ravi, eines Nebenflusses des Indus –, das Klima und den Einfallsreichtum der Menschen.

Etwa 1500 v. Chr. geht diese Kultur unter. Niemand weiß, warum. Waren es Naturkatastrophen (Überschwemmungen) oder kriegerische Überfälle der vom Norden kommenden Arier oder Seuchen?

Unsere Helferinnen sind offensichtlich stolz auf ihre Geschichte: Mit strahlenden Augen blicken sie auf die Fotos und Darstellungen der Ausgrabungen. Und die vier Schülerinnen, die in der Schule Lesen und Schreiben lernten, lesen nun die Erklärungen dazu vor, was die drei Analphabetinnen dankbar aufnehmen.

Unsere Exkursion beenden wir in einem Restaurant (wie üblich Damen separat im Obergeschoss) mit Reis, Hühnchen, Fladenbrot und Cola.

Der Bazar

Wieder erwartet mich ein Abenteuer. Ich muss für die Sprechstunde Material und Medizin besorgen. Meine zukünftigen Gesundheitshelferinnen lassen sich nicht lange bitten

Am Ortsausgang erkämpfen wir eine Rikscha. Die Rikscha ist in Pakistan das übliche Transportmittel der Bevölkerung, ein mit Metall- und Plastikplatten umbautes motorisiertes Dreirad.

Von Weitem erkennen wir diese Fahrzeuge an der bunt dekorierten Karosserie. Und der kleine Stinkemotor ist nicht zu überriechen. So lassen wir acht Frauen uns auf den sechs vorhandenen Plätzen nieder. Aber die Freude dauert nicht lange: An fast jeder Straßenkreuzung hangelt sich irgendein männliches Wesen an einer der Rikschastangen hoch und fährt für den üblichen Preis von fünf Rupien mit.

Gemeinsam werden wir auf der holperigen Straße durchgeschüttelt und mit Straßendreck bestäubt.

Die lustige Fuhre mit nun mehr zwölf Personen erreicht das acht Kilometer entfernte Gogera.

Unsere Damen werden durch ihre langen Kopftücher weitgehend vom Staub verschont. Ich lerne sofort, damit umzugehen. Aber ich befürchte, es wirkt bei mir nicht so graziös.

Jedenfalls sind unsere Damen froh, einmal für kurze Zeit aus dem Dorf herauszukommen. In diesem Land dürfen junge Mädchen nämlich nicht ohne Begleitung Erwachsener ihr Dorf verlassen.

Die Hauptstraße in Gogera kenne ich schon vom Durchfahren. Doch ich ahne nicht, was sich hinter der Häuserreihe verbirgt. Durch einen kleinen Gang erreichen wir den Markt. Er scheint mir riesengroß und von einem heillosen Durcheinander. Beim Weitergehen bemerke ich jedoch Reihe für Reihe eine gewisse Ordnung nach Art der angebotenen Ware.

Hier Haushaltsgegenständc aus Kunststoff, dort Möbel aus Holz oder Weidenruten und auch aus Kunststoff. Im engen Drängeln und Schubsen werden wir weiter vorangeschoben. Bettler, Langfinger, Warentransporteure und neugierige Käufer suchen sich ihren Weg. Ich drücke meine Handtasche fest an mich.

Die Mädchen zerren mich zu den Gemüseständen, wo sie etwas für zu Hause kaufen wollen.

Frische Möhren, Blumenkohl, Salat, Kartoffeln und Zwiebeln mit Paprika lagen neben Schalen voller farbiger Gewürze. Kümmel, Kardamom, verschiedene Currysorten, Kräuter aller Art – natürlich auch Knoblauch. Und vieles, was ich noch gar nicht kenne. Aber es riecht hier so gut!

Ich bewundere die findigen Hausfrauen, wie sie jeweils aus Gemüse mit Ghee – das ist das hier übliche Bratfett, wie Butterschmalz – und Gewürzen ein sehr schmackhaftes Essen ohne Fleisch zaubern können.

Da gackert es auch schon von der Fleischabteilung her. Hier stehen auf großen Tischen die Käfige mit den eingesperrten zerrupften Hühnern, die angstvoll dem sie erwartenden Schicksal entgegensehen. Neben Eiern, Speck und dem Ghee liegen hier auch Schlachtmesser.

Und dann hängt da tatsächlich ein geschlachtetes abgezogenes Schaf. Ein Helfer führt einen ständigen Kampf gegen die Fliegen: in einer Hand die Zigarette, in der anderen die Fliegenklatsche – und das bei 35 Grad im Schatten.

Mir wird ein wenig komisch in der Magengegend, was aber gegen Abend zu einem normalen Hungergefühl mutiert.

In einer weiteren Reihe sehen wir den Barbier bei der Arbeit (leider nicht beim Zähneziehen).

Ein männliches Opfer sitzt auf einem Stuhl, von einem mehr oder weniger weißen Umhang bedeckt. Der Frisör tänzelt mit einem scharfen Messer geschickt hantierend um ihn herum.

Dann leuchten uns schon von Weitem die Schätze der menschlichen Bekleidung entgegen. Unzählige Regale sind gefüllt mit Baumwollstoffen der schönsten Farben. Sie sind die Grundlage der hiesigen Bekleidung. Für ein Kleid, das aus Schalwar (Pluderhose) und Kamiz (Hemd) besteht, benötigt eine normal große Person sieben Meter Stoff. Dazu zählt bei Damen noch die große Dupatta (Kopftuch).

Anschließend kommen die Schuhe. Zunächst mehrere Regale mit den praktischen Gummilatschen. Danach wieder ein Lichtpunkt: die Stände mit den handgearbeiteten Lederschuhen. Die handbestickten Modelle mit den Goldrändern ziehen von weit her die begierigen Blicke auf sich. Und die an der Spitze leicht gebogenen Schuhchen geben uns ein Gefühl von »Tausendundeiner Nacht«.

Plötzlich steigen angenehme Gerüche in unsere Nasen. In riesigen Fettpfannen brutzeln allerhand Köstlichkeiten: runde Fleischbällchen, goldbraune Zuckerschlangen, Hähnchenflügel. Dazwischen sitzen auf kleinen Hockern bärtige Männer, schlurfen Tee, rauchen Zigaretten oder die Hookah (Wasserpfeife) und blicken auf das Treiben oder schwatzen miteinander.

Schon bei den Stoffen werden unsere Damen langsamer. Jenat, mit den lustigen Augen und einem fröhlichen Lächeln im Gesicht, sucht nach etwas Passendem für sich. Suchera, unsere junge Mutter, reicht ihrem im Arm liegenden Sohn Wahid die Brust. Und unsere älteste Dai (so heißen hier die Hebammen), Meraj Begum, mit den ständig suchenden Adleraugen im schmalen Gesicht, arbeitet sich zum Schmuck durch – im Schlepptau unsere vier jungen Mädchen. Natürlich erliegen sie dem Glanz der bunten Glasketten, der glitzernden Ringe und den eleganten Bangels – das sind die begehrten bunten Glasarmbänder.

Ich sehe mich gerade mal um, und schon sind sie weg, meine Damen.

Nun suche ich vergebens die umliegenden Reihen an Ständen ab. Aber die Sicht ist durch die Warenständer verstellt. Dann umkreise ich ein Areal ohne Erfolg, und nach einer größeren Runde stehe ich verunsichert und orientierungslos herum. Ich schlängele mich durch eine Gruppe laut streitender Frauen, lande in einer Ansammlung Tee trinkender bärtiger Männer in dem Handwerkerviertel. Hier werden Werkzeuge verglichen und Fahrräder repariert.

Langsam begreife ich, dass so ein Markt mehr ist als eine Einkaufsmöglichkeit. Hier trifft man sich ungezwungen, macht einen Plausch, erfährt Neuigkeiten und kann auch um Hilfe bitten. Es ist so eine Art kultureller und sozialer Treffpunkt. Nun meldet sich wieder mein soziales Gewissen: Wo sind meine Schutzbefohlenen? Langsam bin ich müde und gerate fast in Panik.

Glücklicherweise taucht plötzlich meine strahlende Jenat auf. Dahinter die verschämt tuschelnden jungen Damen. Sie haben mir zum Trost einen kleinen Armreifen mitgebracht.

Nun aber los zur Apotheke. Die heißt hier »Pharmacie« und ist in einem kleinen Laden untergebracht. In Regalen stehen Fläschchen, Packungen mit Tabletten und Tropfen, und es duftet nach Kräutern und Medizin.

Wir stellen uns vor und fragen nach Läuse- und Krätzemitteln für Kinder, Magentabletten, Verbandsmaterial, Scheren und Pinzetten. Im Gegensatz zum übrigen Marktwesen ist hier handeln nicht üblich

Da keine Schere vorhanden ist, wird sofort ein Bote losgeschickt, um eine zu besorgen. Ein anderer geht, Tee und Kekse für uns zu bringen. Rasch werden ein paar Stühlchen für uns hingestellt.

Nun möchte der Chef wissen, woher ich komme, was ich im Dorf tue. Natürlich auch, wie es in Deutschland ist, ob ich verheiratet bin, Kinder habe. Als er hört, wir behandeln im Dorf die Menschen kostenlos, spendiert er uns gleich zwei große Flaschen Hustensaft.

Viele Menschen hier in der Gegend leiden an chronischem Husten – was oft schwer von Tuberkulose zu unterscheiden ist. Ich meine, es liegt an der Luftverschmutzung, die vermutlich auch durch die kleinen Stinkemotore der Rikschas mitverursacht wird.

Durch das Gespräch verging die Wartezeit wie im Fluge.

Jetzt nur noch zum Postamt. An der anderen Straßenseite sehen wir es schon. Wir wollen noch zwei Briefe an deutsche Freunde abschicken, die mir eine Geldspende für die Sprechstunde mitgegeben hatten.

Das Postamt ist ein mittelgroßer Raum mit schmalem Eingang. Seitlich davon zwei große Schreibtische mit je zwei Beamten. An der Wand ein großes Regal, gefüllt mit Paketen, Akten, Briefen und Papier. Daneben rankt ein Bild mit dem Portrait des Staatsgründers Jinnah. Außer einem Telefon kann man keine weitere Technik erkennen.

Als wir eintreten, strahlen uns die Männer an. Wir stellen uns wieder vor und erklären unseren Wunsch. Sofort wird nach Cola und Keksen geschickt und eine Bank für uns aufgestellt.

Nachdem unsere beiden Briefe mit großen Sondermarken bestückt wurden, greift der Chef selbst zum Stempel und drückt diesen laut auf jeden Markenkopf.

»Registiert?«, fragt er. Das heißt »eingeschrieben«.

Wir sagen zur Sicherheit: »Ja.«

Ein zweiter Beamter befördert beide Briefe in ein Sonderfach.

Und man glaubt es nicht, zehn Tage später landen beide Briefe zur Freude der Empfänger in Deutschland.

Ich werde auch wieder befragt über Herkunft, Ziel meines Aufenthaltes und wie mir Pakistan gefällt.

Durch die Cola erfrischt können wir nun die Heimreise antreten.

Ausflug nach Lahore

Bunte Papierdrachen steigen gen Himmel. Einige Silbergebilde glänzen im Sonnenlicht. Väter mit ihren Kindern stehen auf Straßen oder Dächern, recken sich in die Höhe, um ihre handgebastelten Wunderwerke an einer Schnur vom Wind nach oben treiben zu lassen.

Wer hat die spaßigste Figur oder den größten Drachen? Sie spornen sich gegenseitig aufmunternd an. Die Stadt ist durch das jährlich stattfindende Drachenfest im Ausnahmezustand.

So empfängt uns die Großstadt Lahore. Senta und ich fahren mit unseren sieben in der Ausbildung zur Gesundheitshelferin und Hebamme befindlichen Frauen nach Lahore.

Mit einem Kleinbus reisen wir von unserem Dorf drei Stunden in Richtung Norden. Wir nehmen die große Autostraße, die von Karachi über Lahore nach Islamabad führt. Neben uns auf der sandigen Landstraße spielt sich das für den Punjab typische Landleben ab: Eselskarren, die gebrannte Lehmziegel durch den Staub transportieren, Kamele, die mit erhobenem Haupt ihre Lastkarren ziehen, dazwischen alte, bärtige Männer mit langen weißen Hemden und einem Turban auf dem Haupt – aber barfuß. Das alles ist unseren Helferinnen wohlbekannt.

Doch je näher wir der Hauptstadt ihrer Provinz kommen, umso mehr schnattern und kichern sie durcheinander. Noch nie in ihrem Leben haben sie eine so große Stadt gesehen.

Und nun noch dieses lustige und bunte Bild vor ihren Augen.

Erst geht es zu unserem Jugendhotel: Ein Zehn-Bett-Zimmer mit weiß bezogenen Betten, Dusche und Toilette empfängt uns. Und jeder hat eine eigene Schrankhälfte für sich. Die Mädchen stoßen sich an und zögernd betaschen sie alles, was ihnen für kurze Zeit gehört.

Beim folgenden Spaziergang in die neue Stadt haken sie sich unter und bleiben ganz eng zusammen. Es ist ja auch gut so bei diesem turbulenten Verkehr: Rikschas, Fahrräder – beladen mit bis zu vier Personen –, Autos, Esels- und Pferdekarren fahren drauflos. Die einzige Rettung sind die Ampeln.

In Zentrumnähe haben unsere Damen sich an das hektische Wuseln gewöhnt und beginnen, sich die Umgebung anzusehen: stattliche rote Sandsteinbauten aus der englischen Kolonialzeit wie das hohe Gericht oder das Lahore-Museum mit der Zam-Zamah Kanone aus Kiplings Roman »Kim«. Dann die riesige Badschahi-Moschee und das Lahore Fort – eine Ansammlung von Schlössern der Moguln. Sahiba und Majo – zwei der künftigen Gesundheitshelferinnen – können sich gar nicht sattsehen. Aber bei der berühmten Einkaufsstraße, der Mall, finden sie ihre Fassung wieder und erbetteln einen Ladenbesuch nach dem anderen. Mühsam bringen wir unsere Damen schließlich durch ein Stadtmauertor in die Altstadt. Hier wühlen wir uns durch das dichte Treiben in den engen Gässchen. Bettler verstellen den Weg und die mit buntem Kram gefüllten Basare erheischen unsere Aufmerksamkeit.

Vor der Wazir-Khan-Moschee stößt mich Meraj Begum, eine unserer Hebammen, an.

In einer Ecke liegt ein halb nackter alter Mann in Trance. Keiner beachtet ihn, die Menschen gehen vorbei. Die vor ihm stehende leere Blechschüssel bedeutet uns, dass ihm ab und zu etwas zu essen gereicht wird. Ich muss meine Helferinnen in ihrer Aktivität bremsen. Es ist einfach zu gefährlich, sich in dieser Situation um den Hilflosen zu kümmern.

Wir gehen in die Moschee hinein und bewundern ihre kalligrafisch gestaltetet blauen Kacheln. Einen der vier Türme dürfen wir besteigen. Eine Wendeltreppe führt uns über Taubendreck nach oben. Von hier bestaunen wir die Stadt mit ihren Moschee-Türmen und mit den farbenfrohen Papierdrachen. Und unter uns liegt ein Gewirr von Elektrokabeln über den Altstadtgässchen.

Auf dem Weg zur Food-Street hält mich plötzlich Jenat am Ärmel fest: Sie ist schockiert über den Anblick eines bettelnden Jungen von ungefähr elf Jahren. Dieser Junge ist auffallend blass und geht torkelnd vorwärts. Das ist sicherlich ein drogensüchtiges Kind – leider keine Ausnahme. Der Kick wird durch Schnüffeln von Klebemitteln erreicht.

Müde und abgekämpft landen wir endlich in der »Essstraße«. Man hat sie hier in der Altstadt für Touristen errichtet. Eine breitere Straße, die von vierstöckigen Häusern umrahmt ist, beherbergt viele Restaurants, die inmitten der Gasse lange Tische mit Stühlen aufgestellt haben. Nun sitzen wir hier vor einem typisch pakistanischen Restaurant. Wir bestellen scharf gewürztes Lammfleisch mit Reis, Joghurt und dem typischen Nan-Brot. Um uns herum laute Volksmusik mit Gesprächen und Kindergeschrei. Heute ist offensichtlich Familienausflugstag. Ein Tisch mit fünf- bis achtzehn Stühlen reicht gerade für eine Familie. Und alle Düfte vom Huhn über Lamm zu Fisch – am offenen Feuer gegrillt –, ziehen durch die Luft. Aus dem vierten Stockwerk schauen uns die Bewohner aus dem Fenster gelehnt zu. Sie sind angeleuchtet und erst beim näheren Hinsehen merke ich, dass es Puppen sind.

Während unserer Rückfahrt bewundern wir noch die Lichterketten an den Bäumen, die den durch die gesamte Stadt ziehenden Kanal säumen.

Am nächsten Tag geht es zum modernen Krebskrankenhaus Schaukat Khanum Memorial Cancer Hospital. Wir folgen einer Einladung der leitenden Schwester. In einem großen Areal steht ein viereckiger roter Sandsteinbau mit vier Stockwerken. Bei unserem Rundgang bewundern wir moderne technische Anlagen und Räume für die ambulante Chemotherapie. Unsere Hebamme Suchera kniet sich neben einen kleinen Jungen, der geduldig das schmerzhafte Anlegen des Chemotropfes erträgt, und legt ihre Hand auf seinen freien Arm. Die anderen Kinder sind von ihren tröstenden Angehörigen umgeben. Es ist hier üblich, dass die Familie mit einem Patienten mitkommt und ihn versorgt. Denn die Familien haben ganze Tagesreisen hinter sich gebracht.

Unsere Damen sind einerseits bedrückt durch den Anblick der leidenden Kinder, andererseits begeistert von der großartigen Ausrüstung der Klinik, die sie zu Hause nicht haben.

Da ist es eine willkommene Unterbrechung, als ein großer gut aussehender Herr mit Gefolge zur Begrüßung auf sie zukommt. Es ist der weltberühmte Kricketspieler Imran Khan, der dieses Krankenhaus zur Erinnerung an seine durch Krebs verstorbene Mutter errichten ließ.

Seine Forderung bei der Eröffnung lautete: Diese Klinik soll der Behandlung Bedürftiger dienen.

Zum Abschluss unseres Lahore-Besuches lädt unsere Freundin Roswitha uns alle in das vornehme Awari-Hotel zum Essen ein. Ein wenig zaghaft treten unsere Helferinnen in die Hotelhalle – vorbei an dem Portier in Uniform. Sie sehen schick aus in ihren bunten Kleidern mit einem jeweils elegant umgelegten Schal. Der Portier lächelt sie zur Begrüßung freundlich an. So folgen sie erhobenen Hauptes dem Ober, der sie an den Tisch geleitet. Etwas sind sie dann doch verwirrt ob des mit Damastdecken und wertvollem Geschirr gedeckten Tisches. Stolz lesen sie die Speisekarte. Lange wird hin- und her diskutiert – mit unserer Hilfe bestellen sie dann Chili-Hühnchen mit Dal (Erbsenbrei), Joghurt, Reis und Fladenbrot. Dazu natürlich Cola. Als die Speisen aufgetragen werden, strahlen ihre Augen. Dann die unsicheren Blicke: »Wie benutzen wir Messer und Gabel?« Wir tun ganz gelassen: »Nehmt doch wie zu Hause das gefaltete

Fladenbrot zum Aufschieben der Speisen«. Schließlich werden noch die Finger benutzt. So haben wir viel Spaß beim Essen. Die Ober stehen diskret im Hintergrund, um weitere Wünsche entgegenzunehmen.

Nach dem Essen wollten wir noch den Damen das allabendliche Spektakel an dem einzigen pakistanisch-indischen Grenzübergang bei Lahore zeigen. Hier wird gemeinsam mit einer Parade beider Länder die Flaggenhissung abgehalten. Die Besucher beiderseits zeigen dabei patriotischen Stolz, bis das Tor wieder verschlossen wird.

Zu Hause dann wird tagelang von den Erlebnissen berichtet. Schließlich haben die strengen Eltern oder Ehemänner (bei den Hebammen) den Damen die Reise mit unserer Begleitung erlaubt. Es ist nicht üblich, dass Frauen und schon gar nicht junge Mädchen ohne männliche Begleitung aus dem Dorf gehen dürfen.

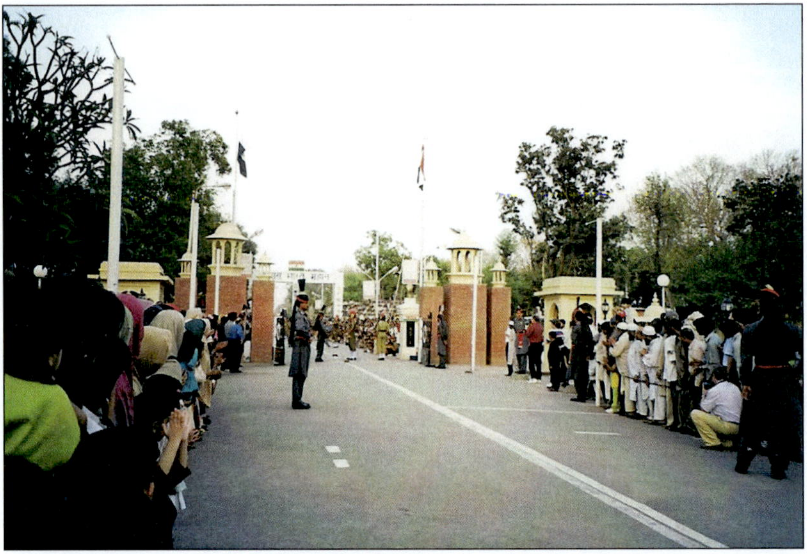

Pakistanisch-indische Grenze bei Flaggenhissung

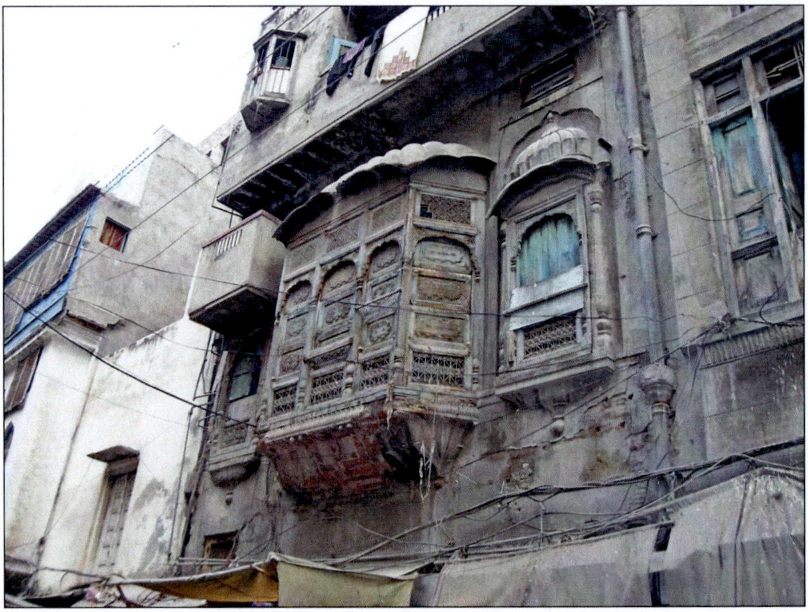

Haveli mit Balkon – Altstadt Lahore

Das Landkrankenhaus

Unser Freund, Dr. Hussain, erwartet uns. Mit zwei Rikschas fahren wir – sieben Auszubildende und ich – mit einem Patienten in die bereits bekannte Kleinstadt Gogera. Gegenüber des Marktes liegt an der Hauptstraße das ländliche Krankenhaus »Rural Health-Centre« (ländliches Gesundheitszentrum). Es ist ein einstöckiges, weißes Gebäude mit zwei Seitenflügeln. Davor ist eine gepflegte Rasenfläche mit Blumenrabatten angelegt. Hier in diesem Krankenhaus sollten sich die Helferinnen umsehen für spätere Hospitationen. Dr. Hussain ist hier der Direktor. Seine eigene Praxis ist nicht weit entfernt, direkt an der Ausfallstraße nach Faisalabad, der nächsten großen Stadt.

Im linken Seitenflügel liegen die Zimmer mit Krankenbetten und den Schwesternräumen. Die Diagnostik-Abteilung mit EKG, Labor und Röntgen befindet sich im rechten Seitenflügel. Die Toiletten sind am Geruch zu erkennen. Die Ausrüstung ist mit Metallbetten und Holztischen praktisch und einfach, aber durch die große Trockenheit verteilt sich der Staub der Straße bis in die Flure und Zimmer.

Dr. Hussain stellt uns das Personal vor. Dann untersucht er den von uns mitgebrachten Patienten. Es ist der Vater von Saghira, einer unserer auszubildenden Gesundheitshelferinnen. Wegen eines anhaltenden Hustens besteht der Verdacht auf eine hier sehr häufig vorkommende Tuberkulose. Im Labor wird sein Sputum untersucht, dann erfolgt die Röntgenuntersuchung der Lunge. Beim Verhalten der Schwestern gegenüber unseren Helferinnen beobachte ich eine gewisse Überheblichkeit wegen des niedrigeren Bildungsgrades. Darauf muss ich rechtzeitig reagieren und mich mit dem Chefarzt besprechen. Saghiras Vater erhält einen neuen Termin zur Einleitung der Therapie. Das wird dann die Aufgabe unserer neuen Helferinnen sein: Man behandelt die Patienten mit einer Drei-Medikamenten-Kombination über vier Monate. Sie nehmen also täglich viele Tabletten ein. Das muss streng kontrolliert werden.

Viele Patienten warten hier, bis sie an der Reihe sind. Es wuselt hin und her, und die Patienten spucken ungeniert auf den Boden.

Beim Ausgang vom Krankenhaus steht am Straßenrand ein Bett. Auf diesem liegt ein kleines Bündel, vor dem sitzt eine junge Frau, die mit großen Augen ins Weite starrt. Eselskarren und Rikschas rumpeln vorbei und wirbeln den Straßenstaub auf. Wir beugen uns nieder zu der Frau.

Dr. Hussain entfaltet das Bündelchen. Darin liegt ein totes Neugeborenes. Der Arzt zieht ein Stethoskop aus seinem Kittel und setzt es auf die kleine Brust. Nach einigen Sekunden reicht er stumm das Hörrohr an mich weiter. Auch ich vernehme keine Herztöne mehr. Der Doktor faltet mit seinen großen Händen zärtlich das Bündel zusammen und legt es der jungen Frau in den Arm. Es war das erste Kind und ein Junge!

Ein Neugeborenes verblutet durch die fehlerhaft versorgte Nabelschnur. Bei uns unvorstellbar. Schweigend machen wir uns auf den Heimweg. Langsam finde ich meine Sprache wieder und nutze die Gelegenheit, meine Helferinnen eindringlich auf ein exaktes Abnabeln nach der Geburt hinzuweisen.

Die Mela – das Dorffest

Meine erste Zeit in Pakistan geht zu Ende. Wegen der notwendigen Vorbereitungen für die Arbeit nach meiner Abreise ist alles ein wenig hektisch. Ich lasse es mir aber nicht nehmen, meine Helferinnen zum Abschluss unserer ersten gemeinsamen Etappe zur Mela ins Nachbardorf zu führen. Die Mela ist ein großes Volksfest zu Ehren des Heiligen im Ort. Es wird jährlich an dessen Geburtstag gefeiert (die Geburtstage wichtiger Persönlichkeiten sind bekannt – im Gegensatz zu dem der einfachen Leute).

Wir gehen auf schmalen staubigen Feldwegen zum Dorf Sheik u Sharif. Von Weitem erkennen wir das Grabmal des Dorfheiligen auf einer Anhöhe. Ein grünes, kuppelförmiges Dach grüßt uns. Wir wählen den letzten Tag des Festes, der allen Besuchern gewährt wird, die ersten sechs Tage sind den Männern vorbehalten.

Am Dorfeingang haben sich schon viele Zuschauer angesammelt. In der Mitte einer Baumgruppe wurde ein erhöhter Sitz für den Pir aufgestellt. Der Pir ist die höhergestellte und einflussreiche Persönlichkeit einer Ortschaft, sozusagen stellvertretend für den Heiligen. Alle gehen ehrfurchtsvoll auf ihn zu, verbeugen sich und küssen ihm die Füße. Ich kann mich nicht zum Fuß küssen durchringen und begnüge mich mit einer Verbeugung.

Jetzt können wir uns ein wenig umsehen. Reihen von Marktständen führen zum großen Festplatz und Grab. Also ersteigen wir die Treppen zum Mausoleum.

Dieses dürfen wir nur ohne Schuhe betreten. Nun nähern wir uns dem mit einem grünen, reich bestickten Tuch bedeckten steinernen Sarg. Die Gläubigen umrunden das Grab mehrmals, beten, berühren und küssen das Grabtuch. So haben sie

Kontakt über den Heiligen zu Allah, der dann ihre Wünsche erhören möge.

Danach gehen wir zum Dorfplatz. Hier drängeln die Damen zwischen den Ständen mit Süßigkeiten, Handarbeiten und Haushaltsgegenständen sowie Gauklern und Musikern hindurch. Kinder rennen schreiend um ein Mini-Riesenrad herum. Dieses Rad hatte es mir angetan: Es war aus Holz, etwa zwei Meter hoch; ein älterer Mann brachte per Handkurbel das Rad zum Drehen und dann schaukelten in ihm vier Holzgondeln überfüllt mit juchzenden Kindern.

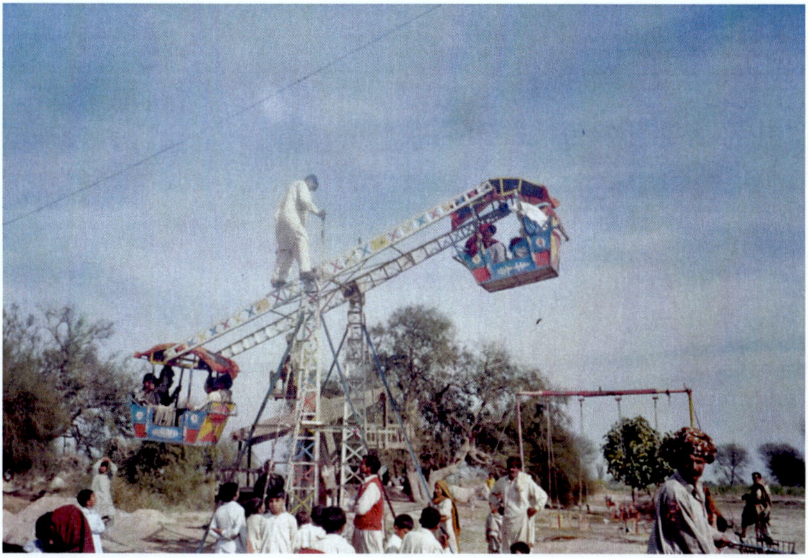

Mela im Dorf

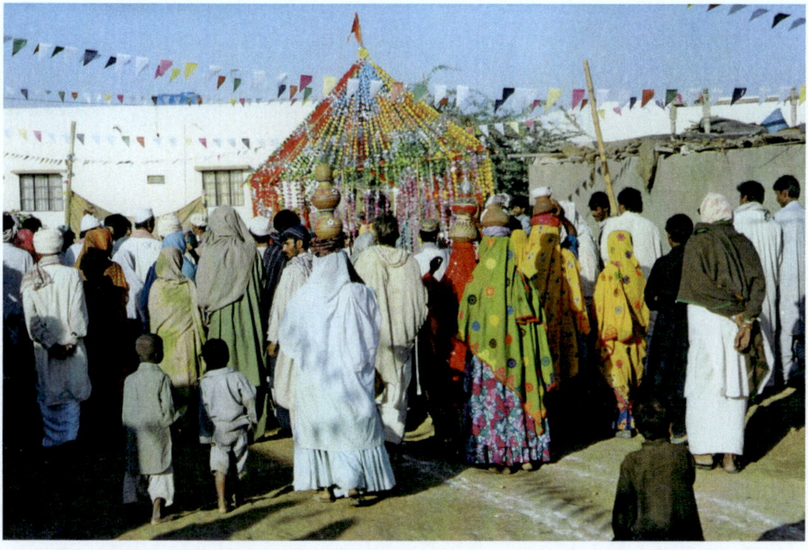

Manghopierprojekt Karachi – Hindutempel

Nach einem Jahr

Ich komme zu meinem dritten Einsatz ins Dorf. Meine liebe Freundin Roswitha holt mich vom Flughafen ab und zeigt mir für zwei Tage Lahore.

Wir sehen das alte Fort mit noch wunderbar erhaltenen oder in Restauration befindlichen Bauten wie das Alamgiri-Tor oder die Perlmoschee, außerdem den Zoo mit den trocken-staubigen Anlagen mit nur je einem Tier bei Nashorn, Elefant und Flusspferd.

Bewundernd schritt ich durch das Lahore-Museum. Hier sind Kostbarkeiten aus der Gandhara-Zeit – wie der »fastende Buddha« oder der »Priester« aus Mojendjo Daro –, aus der alten Induskultur sowie herrliche Mogulzeichnungen zu sehen.

Doch das Dorf wartet. Was gibt es für Neuigkeiten?

Die im Dorf gezogenen Hochspannungsleitungen sind endlich, nach jahrelangem Kampf, mit Strom beschickt. Die Bauern haben sich als Erstes Ventilatoren für die Hofgärten gekauft. Sie schlafen nachts im Freien und können sich so besser gegen die Mücken schützen. Natürlich arbeiten weiterhin die Solarzellen im WAC (Women-Art-Center). Und es stehen die ersten Fernsehgeräte in den Hofgärten, damit Nachrichten und indische Liebesfilme angeschaut werden können.

Dann werde ich zu einem neuen Gebäude geführt: unsere zukünftige BHU (Basic-Health-Unit). Es war ursprünglich das Haus des Vizepräsidenten, das er der NGO verkauft hat. Das zweistöckige Gebäude liegt an der Kreuzung zweier Straßen.

Im unteren Teil gibt es drei Räume: einen als Krankenzimmer, einen als Sprechzimmer und einen als Büroraum. Oben sind zwei Gästezimmer mit Terrasse, und unten befindet sich ein großer Hofgarten mit einem durch eine verzierte Ziegelwand abgetrennten Wartebereich. Rechts an der Außenwand ist der Sanitärtrakt mit Sitztoilette, Wasch- und Duschraum untergebracht, vorerst durch Handpumpe betrieben. Dr. Senta und ihr Mann, Prof. Norbert, haben das alles umgebaut und mit dem Wichtigsten eingerichtet.

Überglücklich ziehe ich mit den Helferinnen von der ehemaligen Dispensary in die BHU um und in das obere Gästezimmer ein.

Nun bin ich gespannt, was sie in der Zwischenzeit alles gelernt haben. Vor einem halben Jahr haben wir im Workshop bereits ihr Wissen wiederholt und ergänzt und neue Aufgaben erteilt. Ich selbst habe mich zu Hause mit Kollegen beraten, die auch mit Spenden unser Projekt unterstützen, mein Englisch verbessert und sogar versucht, bei einer Studentin Urdu (das ist hier die Landessprache) zu lernen. Das ist nötig, da die einfachen Frauen nicht lesen und schreiben und auch kein Englisch können. Auf dem Hinflug lernte ich im Flugzeug eine pakistanische Frauenärztin, Dr. Rashida, kennen, die sich nun mit ihrem Mann, Dr. Aftab – einem Urologen, auch um uns kümmern. Denn sie betreuen ehrenamtlich ein Dorfprojekt ca. zwei Stunden Autofahrt von unserem Dorf entfernt. Dort behandeln und operieren sie die Einwohner unentgeltlich.

Wir halten täglich Sprechstunde ab und machen auch Hausbesuche.

Im folgenden Jahr wollen wir die Damen prüfen und Zeugnisse verteilen. Unsere vier jungen angehenden Lady-Health-Worker (LHW) – das sind Mago, die fleißigste und arbeitssamste, dann Sahiba mit den großen Augen, Iram, unsere Nachbarin, die mutterlos bei ihrem Vater und Schwestern lebt, Saghira und die drei »Dais«. Das sind die Dorf-Hebammen, die schon eine große Erfahrung mit Geburten haben. Aber sie müssen jetzt intensiv lernen über Schwangerschaft, Komplikationen, Leitung der Geburt und vor allem über die Betreuung von werdenden Müttern. Später wird noch Familienplanung dazukommen.

Besonders wichtig ist die Betreuung von Säugling und Mutter. Wir werden die Dokumentationskarten von UNICEF einführen. Sie enthalten Namen des Kindes und der Eltern, Geburtsdatum, Geburtsgewicht und Größe, Impfungen, Krankheiten und monatliche Gewichts- und Entwicklungsberichte. Diese werden in Ordnern zusammengehalten und dienen erstmals als Geburtsdokumentation. Bisher gibt es so etwas nicht in den Dörfern, denn die Registration ist teuer und das Büro weit entfernt.

Gemeinsam mit der schwedischen Anästhesie-Schwester Ingrid, die mit ihrem Mann zur Zeit in Lahore wohnt, halten wir Workshops zu Themen wie Kinderkrankheiten, Umgang mit Verletzungen, Ernährung und zur Problem Tuberkulose sowie der hier noch verbreiteten Kinderlähmung durch.

Wir demonstrieren am mitgebrachten Wassersterilisationsbehälter das Sterilisieren von Instrumenten wie Scheren, Pinzetten, Zangen usw. Auch sind wir mit unserem Katadynfilter mit Hilfe neuer Keramikkerzen in der Lage, frisches Trinkwasser herzustellen. Die gesundheitlichen Probleme ergeben sich hauptsächlich durch Malaria, Tuberkulose, chronische Infekte – wie Wurmbefall (mangels vorhandener Toiletten), chronischer Husten, Poliomyelitis, Durchfallerkrankungen, Typhus, Krätze, Läusebefall und Lebererkrankungen aufgrund von Hepatitis.

Mit Mago und der Lehrerin Rubina besuchen wir das »Health Department« des Bezirkes Okara. Wir müssen Medizin und Mittel gegen Durchfall der Neugeborenen erbetteln. Das ist nicht einfach, wir werden von einem Beamten zum anderen geschickt und müssen viel diskutieren, bis es endlich klappt. Ähnlich geht es bei »Social welfare« und Bait-U-mal, einer Sozialorganisation, zu. Sie wollen nicht verstehen, dass die »reichen Volontäre« nicht zusätzlich Geld für das Dorf geben können.

Gerade läuft im Dorf die Reisernte. Es muss alles per Hand gemacht werden, vom Reis pflanzen, schneiden, über bündeln, ausdreschen und umsetzen der Körnerberge. Da müssen alle ran – auch die Frauen und Männer, die kein Land besitzen und sich als Hilfsarbeiter ihr Deputat erarbeiten. Nun ist es für mich nicht mehr verwunderlich, wenn meine Dai Merage begum im Unterricht laut gähnt. Ich habe sie bei Sonnenaufgang von meiner Terrasse der neuen, an der Straße liegenden BHU aus bereits zum Feld laufen sehen.

Wir haben noch viel vor. Es müssen umliegende Ärzte zum Hospitieren besucht werden, wir wollen ein ländliches Gesundheitszentrum und eine Familie unweit unseres Dorfes aufsuchen. Hier hat eine tüchtige Frau mit ihren vier Töchtern ein Team zur Frauenberatung gegründet. Das kann für unsere Helferinnen ein nachahmenswertes Beispiel sein.

Auch die Hebamme Saima wird weiter unterrichten wie die Lehrerin Rubina.

Eine große Überraschung hat mir die auszubildende Hebamme Meraj Begum bereitet: In einer Unterrichtsstunde holt sie ihr Lehrbuch in Urdu hervor und liest mir eine Passage daraus vor. Sie hat also in dem einen Jahr bei den Absolventen der fünften Klasse lesen gelernt.

Ali Baba und die vierzig Räuber

Senta und ich müssen nach Peschawar. Sie zum Puppenverkauf im amerikanischen Klub und ich, um eine Ärztin mit Erfahrung im Tuberkuloseprogramm zu treffen. Ich hatte Bedenken: die Stadt an der afghanischen Grenze mit den kriegerischen Pathanen?

Senta: »Ach wo. Wir nehmen am Flughafen ein Taxi.«

Nachts um 23 Uhr landet unsere Maschine. Unheimliche Stille auf dem Flughafen. Nicht nur der Himmel ist stockdunkel, der Flughafenvorplatz auch. Ein kalter Luftzug lässt uns frösteln. Wir können weder Taxen noch einen Taxistand erkennen. Jedoch umringt uns eine große Zahl von grimmig wirkenden dunkelbärtigen Männern mit typischer Pathanenmütze und in lange braune Schals gehüllt. Sie zischelten ständig etwas, was ich nicht verstehe. »Ali Baba und die vierzig Räuber«, schießt es mir durch den Kopf.« Nur die Pferde fehlten. Wie wir gleich sehen werden, haben sie andere Transportmittel. Verstohlen blicke ich zu Senta. Ihre Gelassenheit gibt mir Mut. Endlich verstehe ich die Männer: »Rikscha, Rikscha?« Sie bieten uns ihre Transportmittel an. Eine Rikscha ist das übliche Transportmittel in Pakistan: ein dreirädriger Zweitakter mit buntbemalter Blechhülle. Außer dem Fahrersitz gibt es noch eine Bank mit zwei Sitzen. – Nun haben wir je zwei große Koffer für den Basar dabei. Wir benötigen also zwei Rikschas. Wie nun den Fahrern klarmachen, dass sie hintereinander zu fahren haben, damit wir zusammenbleiben?

Wenn das man klappt! Schnell noch von Senta die Adresse des Klubs – dann Augen zu und los. Nach vierzig Minuten landen wir wohlbehalten im Klub. Wir hatten uns wegen der holprigen Straße an unsere Koffer geklammert. Und nun »öffnet sich Sesam für uns«: Wir finden zwar keine glitzernden Schätze, aber Geborgenheit.

Am nächsten Tag bauen wir den Basar mit Puppen und Handarbeiten zum Verkauf auf.

Ich treffe die Ärztin, die Erfahrung mit dem staatlichen Tuberkuloseprogramm hat. Aber leider gilt dieses nicht für Verhältnisse auf dem Land. Als Ausgleich versucht sie, mir etwas von der Stadt zu zeigen.

Peschawar ist die Hauptstadt der Nordwest-Grenzprovinz Pakistans mit über einer Million Einwohnern. Seit Jahrhunderten ein Handelsplatz zwischen Afghanistan und Indien. An der Hauptstraße liegt ein großes offenes Schwimmbad für Kinder, das bei dieser Hitze von Familien mit unzähligen Kindern wimmelt. Die Kleinen toben und schreien durcheinander – wie bei uns. Die Altstadt ist zum Teil von einer Mauer umgeben, einige historische Tore sind noch erhalten. Die Gässchen sind so eng, dass man über die Dächer von Haus zu Haus springen kann. Die einstöckigen Kolonialhäuser sind mit reich verzierten Holzbalkonen ausgestattet.

Dann geht es zum alten Basar. Ich kann es gar nicht alles erfassen: Die Menschen wuseln, schlendern und drängeln. Dazwischen betören mich fremde Wohl- und Unwohlgerüche – nach Gewürzen, nach Fleisch, nach Braten – alles auf einmal. Hier wird Tee gekocht – dort hängt ein geschlachtetes Schaf, neben dem ein Händler sitzt und mit der Fliegenklatsche wedelt. Rechts davon ein Stand für Nützliches im Haushalt. Hier wird ein Stuhl ein für den Kunden des Barbiers herangetragen. Dort sitzt der Schuhmacher und arbeitet per Hand an den zauberhaften bunten Schuhen. Und ich sehe zum ersten Mal eine Frau mit der Burka. Das ist ein langes dunkles (manchmal auch farbiges Gewand) mit einem übergestülpten sackartigem Teil. Dieser weist in Augenhöhe ein engmaschiges Stoffgitter auf. Ich meine, sie betrachtet mich intensiv, während sie mit raschen Schritten vorübergeht. Aber ich kann ihr wegen des Stoffgitters nicht in die Augen schauen. Was mag sie wohl empfinden? Ob sie sich sicher fühlt hinter ihrem »Schutzwall«? Oder verachtet sie mich ob meiner Unbefangenheit? Oder wünscht sie sich, auch so herumzulaufen wie fremde weiße Frauen?

Meine Kollegin ist enttäuscht, weil ich den Schmuckständen mit den wundervollen Handarbeiten aus Silber, die teilweise mit den hier vorkommenden Lapislazuli verziert sind, nicht genügend Aufmerksamkeit schenke. Nach der Reihe mit den farbenfrohen Stoffständen bin ich völlig verwirrt. Dieser Markt ist anders als der in Gogera – viel farbenprächtiger. Es ist wie ein Labyrinth – ich würde allein nicht herausfinden. Und die Menschen schubsen und gaffen neugierig. Auch an der Kupferschmiede vorbei hasten sie, ohne einen Blick auf die wundervollen Handarbeiten zu werfen.

Überall wird gebettelt. Das bedrückt mich – besonders, wenn es behinderte Menschen sind. Oft ziehen Gruppen von Blinden vorüber, sich der Reihe nach anfassend und laut rhythmisch wiederholende Bittgesänge in die Ohren der teilnahmslosen Menschen schreiend.

Am Nachmittag helfe ich Senta beim Verkauf in unserem Basar. Dann packen wir unsere Sachen zusammen und sagen »Sesam, schließe dich.« Und wir vertrauen ihm unsere Schätze an: Eindrücke aus einer fremden Welt.

Karachi
Das Lepra- und Tuberkulose-Projekt
von Dr. Ruth Pfau

Ich muss unbedingt Dr. Ruth Pfau kennenlernen. Mit ihrer Mitarbeiterin, der Belgierin Jeannine Geuns, verabrede ich einen Termin. Der Medico Social Koordinator, Joseph Dass, holt mich am Karachi-Flughafen ab. Sicher fährt er uns durch den chaotischen Verkehr der Dreizehn-Millionen-Stadt. Fahrräder, Eselskarren, moderne Autos, aber auch bunt bemalte Rikschas wie Lastkraftwagen behindern sich gegenseitig. Ein altes Bauwerk der Stadt, den Merewerther Tower mit der größten Uhr Pakistans bleibt mir in Erinnerung.

Im Manghopir-Projekt erwartet uns die Direktorin Schwester Jeannine Geuns zur Begrüßung. Auf einem großen Areal stehen mehrere Gebäude inmitten von blühenden Grünanlagen. Im Verwaltungs- und Personalhaus bin auch ich untergebracht. So gewinne ich einen Eindruck von der hilfsbereiten und freundlichen Atmosphäre in dieser Einrichtung. Neben unserem Gebäude befindet sich das Haus mit den behinderten Lepra-Patienten, die rehabilitiert werden. Hier arbeitet auch eine versierte Physiotherapeutin. Das ist Kathleen, ebenfalls aus Belgien. Die Patienten hier sind nicht ansteckend, aber sie haben schwere Behinderungen: entstellende Hautnarben, Verstümmelungen der Gliedmaßen oder sie sind blind. Nun versucht Kathleen mit ihren Mitarbeitern, diese Menschen entsprechend ihrer vorhandenen Fähigkeiten wieder am Leben und an einer Tätigkeit teilhaben zu lassen. Viele Menschen wohnen hier dauerhaft und sind wieder voll integriert.

Am folgenden Tag führt mich Joseph zu einem der Hinduslums in Karachi. Ich habe noch nie in meinem Leben so etwas gesehen.

An einem Abhang stehen etwa 150 einzelne Verschläge von zirka sechs Meter Länge. Auf Stangen sind Bleche, Pappe oder Tücher als Dächer angenagelt. Und die Abtrennung dieser »Wohnflächen« erfolgt mit vom Dach herabhängenden Tüchern oder Pappe. Das Wenige an Hab und Gut steht irgendwie herum. Es gibt hier keine sanitäre Einrichtung – also keine Toilette, kein Wasser und keine Waschgelegenheit. Zwischen den Wohnverschlägen krabbeln kleine Kinder gemeinsam mit Hunden, Hühnern, Ziegen und manchmal steht eine Kuh im Wege. Der mittendrin liegende Müll rutscht den Abhang hinunter in das am Grund rieselnde Rinnsal.

Die Menschen vegetieren hier als Ausgegrenzte, Rechtlose und Verachtete. Die Kinder gehen betteln und die Frauen werden gedemütigt. Ich bringe es nicht übers Herz, von diesem menschlichen Elend Fotos zu schießen.

Ich wage kein Wort an Joseph zu richten. Er erklärt mir, dass jetzt daran gearbeitet wird, in den Hinduslums wenigstens die sanitäre Grundversorgung zu schaffen, und führt mich zu dem Adam Goth Projekt, genannt »Rah-e-Najat«. Das heißt »Weg zur Freiheit«.

Adam Goth ist eine Initiative des Manghopir Entwicklungsprogrammes. Die Direktorin ist Schwester Geuns, die seit 1962 in Pakistan mit Frau Dr. Pfau arbeitet. Hier wurde ein Stück Land erworben zum Ausbau eines Lebensraumes für die Hinduslum- Bewohner gemeinsam mit von der Lepra gezeichneten Menschen.

Als Joseph und ich eintreffen, herrscht gerade Jubel und Trubel: Es wurde der neue Hindu Tempel mit Blumengirlanden feierlich eingeweiht Es sieht alles sauber und gepflegt aus. Dem Tempel gegenüber sehe ich eine Anlage mit kleinen Häusern und Vorgärten. Ich frage bei Joseph nach. Er strahlt mich an: »Das ist unsere neue Errungenschaft. Diese Häuschen bewohnen seit einem halben Jahr Menschen, die durch eigene Arbeit (Gemüsemarkt) und mit einem günstigen Minikredit diese kleinen

Eigenheime geschaffen haben.« Auch die Frauen dieser Familien können durch Handarbeiten, die durch Schwester Jeannine auf großen Basaren verkauft werden, zu diesem Erwerb beitragen. Hier in Adam Goth ist für alle schulpflichtigen Kinder eine Schule für Hindus und Muslime eingerichtet. Auch eine Arztstation gibt es. Dort treffe ich eine Ärztin aus Hamburg, die mehrere Wochen jährlich hier Sprechstunde abhält. Sie berichtet von der seit Jahren erfolgreichen Eindämmung der Lepra und Tuberkulose durch Frau Dr. Pfaus Initiative.

Sogar eine Moschee entdecke ich auf dem Gelände. Joseph berichtet mir, dass das nur der Anfang ist. Sie benötigen mehr Projekte. Obwohl es zuerst immer Probleme mit den Slumbewohnern gibt. Diese leben im Slum als aussätzige und rechtlose Menschen. Verständlicherweise haben sie Berührungsängste und Hemmungen wenn sie aus ihrer – wenn auch katastrophalen –vertrauten Umgebung in eine neue Wohnung umziehen können. Hier ist viel Geduld erforderlich.

Nachmittags nimmt mich Schwester Jeannine mit zum großen Vorweihnachtsbasar im Luxushotel Sheraton. Kathleen und eine Helferin sind noch dabei.

In einem großen, weihnachtlich geschmückten Saal bauen wir wie viele andere Einrichtungen einen Stand mit unseren Kostbarkeiten zum Verkauf auf. Jetzt kann ich all die künstlerisch wertvollen Stickereien (wie einen vollendet variierten Kreuzstich), Strick- und Häkelwaren, Grußkarten, Tischdecken, Kissenplatten, herrlich bedruckte Wandbehänge und die schönsten Brieftaschen, Brillenetuis oder Taschen aus von Hand bearbeitetem Leder bewundern. Sie alle sind von den Bewohnern des Rehabilitationshauses und des Adam Goth Projekts angefertigt. Die Gelegenheit zum Verkauf ist günstig. Denn hierher kommen die gut verdienen Leute aus den Botschaften, kulturellen Einrichtungen, Auslandsvertretungen oder dem Goetheinstitut und auch die reichen Einheimischen. Sie erledigen ihre

Weihnachtseinkäufe und betreiben dabei »Charity«. Am anderen Ende des Saales entdecke ich Dr. Senta mit Ehemann. Sie verkaufen an ihrem Stand unter anderem die bunten Puppen mit landesspezifischer Tracht der verschiedenen pakistanischen Provinzen, die in unserem Dorf Thatta Kedona (Spielzeugdorf) entstanden sind. Und natürlich sind auch die aus Metall hergestellten bunten Rikschas dabei sowie andere Handarbeiten – wie gestickte Decken, Weihnachtskarten, Baumbehang und Fingerpüppchen. Die beiden – wie auch Schwester Jeannine – machen heute ein gutes Geschäft.

Am letzten Tag meines Aufenthaltes in Karachi darf ich mir das Marie Adelaide Leprosy Centre (MALC) in der Altstadt Karachis ansehen. Es ist eine Fachklinik und nationales Ausbildungsinstitut.

Dieses Haus strahlt Warmherzigkeit aus. In großen sauberen Sälen zu je zehn Betten sind die Patienten untergebracht. Ich sehe die vielen Lepra-Patienten, hier mit schwereren Behinderungen als bei denen im Manghopir Reha-Zentrum. Manche Köpfe sind bis zur Unkenntlichkeit entstellt, ohne Haare, einigen Patienten fehlen Augen oder Ohren. Ich erkenne auch Menschen mit amputierten Unterarmen oder Beinen. Und es gibt Menschen, die nur noch hilflos im Bett liegen. Aber hier haben sie eine Unterkunft mit sauberem Bett und mit liebevoller Betreuung. Dafür sind sie dankbar. Sie schütteln mir wieder und wieder die Hand. So, als sei ich der Wohltäter. Sie wissen wohl um das Schicksal mancher aussätziger Leprakranker in den Gebirgsgegenden oder in abgelegenen Ortschaften. Ruth Pfau schilderte das in einem früheren Interview: Sie fand an diesen Orten »menschenunwürdig dahinvegetierende Kranke voller Fliegen und mit dreckverkrusteten verstümmelten Körpern. Sie krochen herum wie geprügelte Hunde. Niemand wollte mit den vom Stigma des Aussatzes behafteten Menschen etwas zu tun haben.«

Die Mittagspause darf ich in Ruth Pfaus Zimmer verbringen. Sie war zu diesem Zeitpunkt nicht in Karachi. Das Zimmer ist nicht sehr groß, aber es strahlt Herzlichkeit aus. Hier erinnere ich mich an einige von Ruth Pfaus Büchern »Wer keine Tränen kennt« oder »Verrückter kann man gar nicht leben«.

Erschütternd ist dort beschrieben, wie sie das Mädchen Sakia findet. Zwanzig Jahre lang hatten die Eltern dieses leprakranke Mädchen in einem Stall hinter ihrem Haus versteckt.

In Schriften vom DAHW finde ich noch mehr über Ruth Pfaus Arbeit: Sie war 1962 durch einen Zufall in Pakistan gelandet und hier geblieben. Sie hat den Kampf gegen Lepra aufgenommen, weil sie von der Auswirkung dieser Krankheit auf das Tiefste erschüttert war. Sie hat von den Bergen in Kaschmir bis durch das gesamte Land Lepra-Assistententrupps ausgebildet und diese durch das Land begleitet. Und nach jahrelangem Bemühen hat sie dazu beigetragen, dass die Lepra im Land eingedämmt und rechtzeitig bekämpft werden kann.

Was gab ihr bei diesem anstrengenden Beruf mit vielen Nackenschlägen die Kraft zum Weiterkämpfen?

In einem anderen Interview sagt sie: »In erster Linie ist es die Liebe zu den Menschen, die aufgrund ihrer Krankheit menschenunwürdig dahinvegetieren müssen. Dann sind es der Glaube und die tiefe Überzeugung, dass die Würde des Menschen unantastbar ist.«

Es sind die Eigenschaften, die das Leben ein wenig freundlicher gestalten: Zuwendung, Verlässlichkeit, Zuhören, Verantwortungsbewusstsein, Risikobereitschaft (weil ohne Risiko Liebe nicht möglich ist).

Langsam beginne ich zu verstehen, welche Größe in dieser Frau liegt.

Um eine große Erfahrung bereichert und mit neuer Kraft gestärkt, kehre ich zu meinem Arbeitsort zurück.

Murata

Der Hofgarten gegenüber unserer Gesundheitsstation ist anders als die im Dorf gewöhnlichen.

Ein Hof oder Hofgarten, den eine Großfamilie bewohnt, ist von einer Lehmmauer umgeben.

Diese ist je nach Geschmack und Geschick der Hausherrin mit kleinen handgeformten Lehmfigürchen, zum Bespiel einem Hahn oder einem Fantasiegebilde, geschmückt. Außerdem sind die Figuren wie die Türrahmen bunt bemalt. Doch jedes Jahr nach dem Monsunregen läuft die schöne Kunst mit großen Schlieren die Lehmmauer hinunter, worauf dann die fleißigen Frauen von Neuem beginnen.

Im Hof findet man meist eine Pumpe, eine Feuerstelle, Betten aus einem hölzernen Rahmen, die mit Hanfseilen gut gespannt sind und damit hierzulande bekannten Matratzen ähneln, sie werden Charpoi genannt. Die Bewohner nutzen sie zum Sitzen, Essen, als Ablage sowie in der Nacht zum Schlafen im Freien.

Die Familien verschönern ihre Höfe mit wundervoll blühenden Bougainvillen und nützlichen Obstbäumen wie Guava, Kiwi, Zitronen oder Granatapfel. Die hintere Grenze besteht aus einer Wand, hinter der sich je nach Anzahl der Familien ein bis fünf Räume verbergen. Hierin lagern die Familien auf Charpois ihre Kleidung, Küchengeräte, Materialien und sonstiges Hab und Gut. Im Winter wird natürlich drinnen geschlafen; denn es wird kalt bis unter Null Grad Celsius. Ein Teil des Hofes ist oft abgegrenzt für die mit im Haushalt lebenden Tiere: Langohrziegen, Fettschwanzschafe, Hühner, Hunde und Truthühner.

Nun, vom ersten Stock der Gesundheitsstation, in dem auch mein Zimmer liegt, kann ich zu unserem Gegenüber sehen. Der Hof ist nicht sehr groß – vielleicht fünfzig Quadratmeter. Die schmucklose Lehmmauer ist größtenteils zusammengesunken. An der Hinterwand liegt nur ein Raum. Ich vermisse Pflanzen und Blumen. An Tieren sehe ich durch die löchrige Umgrenzung nur ein paar streunende Hunde.

Vor der Pumpe hockt eine kleine alte Frau mit gekrümmten Rücken. Ihre grauen Haare sind nicht, wie sonst bei älteren Menschen, mit Henna gefärbt. Sie reinigt mit ihren Händen das Aluminiumgeschirr vom Frühstück. Im Hintergrund taucht eine große Person auf, die in aufrechter Haltung das abgewaschene Geschirr in den einzigen Raum trägt.

Dabei hält sie lässig eine Zigarette zwischen ihren Lippen. Die alte Frau schleppt sich mit Hilfe eine Besenstils zum nächsten Charpoi, indem sie das linke Bein nachzieht. Die große mürrische Frau würdigt die kleine hilflose Person keines Blickes und redet auch nicht mit ihr.

Es ist eine freudlose und traurige Stimmung in diesem Hof. Das verwundert mich besonders, da ich oft in dem Dorf einen achtungsvollen – fast liebevollen Umgang mit den älteren Menschen beobachtet hatte.

Am folgenden Tag sehe ich meine kleine Alte wieder. Sie sitzt zusammengesunken auf dem Bettgestell. Die Große schreitet mit wuchtigen Schritten durch den Hof und lamentiert mit mürrischer Stimme vor sich hin. Schließlich lässt sie sich auf einem zweiten Bett nieder, um sich eine Hookah anzuzünden. Wieder kein Wort zu der kleinen Frau.

Es lässt mir keine Ruhe, ich muss nach dieser Frau sehen. Mit meinen Gesundheitshelferinnen gehe ich zu ihr: »Asalam-o-alaikum (Friede sei mit dir)« – »Wa Alaikum salam (so auch mit dir).«

Nach diesem Begrüßungsritual mit Verbeugung stellen wir uns vor und fragen nach ihrem Befinden. Sie kann es gar nicht fassen, dass sich Fremde um sie kümmern. Beide Hände hebt sie in die Höhe und dankt Allah. Aus dem von vielen Runzeln durchzogenen, zahnlosen Gesicht strahlen uns ihre grauen Augen an. Sie ist barfuß und trägt ein graues, abgewetztes wadenlanges Kleid. Bei der Untersuchung durch die Helferinnen mit Blutdruck- und Temperaturmessung entdeckte ich schon die Ursache ihrer Beschwerden: eine eitrige Entzündung an der linken kleinen Zehe. Die Helferinnen reinigen vorsichtig die Wunde und legen zärtlich einen Verband an. Ich versuche, sie mit einem Gespräch abzulenken. Mein mühsam erlerntes Urdu versteht sie nicht. Die älteren Leute sprechen hier Panjabi. Erst die Jugend lernt in der Schule Urdu. Unsere Helferinnen müssen zwischen uns als Dolmetscher wirken. Dabei erfahre ich ihren Namen: Murata.

Wir versprechen ihr, jeden Tag den Verband zu erneuern. Murata bedankt sich voller Rührung und bittet mit erhobenen Armen Allah um den Segen für uns.

Nachmittags fahre ich mit den Helferinnen in den nächsten größeren Ort zum Markt. Wir kaufen ein paar Schuhe für unsere neue Patientin. Diese Schuhe sind nötig, die verbundenen Zehen vor dem Schmutz zu schützen. Natürlich helfen mir die Damen nicht ganz uneigennützig: Für sie ist es jedes Mal ein Erlebnis, aus dem Dorf herauszukommen.

Als Murata am nächsten Morgen die Schuhe sieht, schleichen sich verstohlen ein paar Tränen aus ihren Augen. Sie erzählt ein wenig von sich. Ihr Mann starb vor einigen Jahren. Sie besitzt kein Land. Ihre Tochter – das ist die große herrische Frau – hilft anderen Familien im Haushalt. Sie war verheiratet, wurde aber vom Mann verstoßen, weil sie keine Kinder bekam. Diese »Schande« hat sie nie überwunden. Und Nazdik, Muratas Sohn, arbeitet mit den Bauern auf den Feldern, um sich Geld und Essen zu verdienen. Sie bittet mich, auch nach ihm zu sehen; denn er bereitet ihr Sorgen wegen seiner Müdigkeit und Kraftlosigkeit.

Nazdik ist ein zierlicher Mann mit schwarzem Lockenkopf und lustigen braunen Augen. Sein Alter schätze ich auf fünfzig Jahre.

Wir finden bei ihm einen so hohen Blutzuckerwert, der Insulin erfordert. Aber das ist bei uns im Dorf auch mit den Helferinnen nicht möglich. Außerdem fehlt Nazdik die Einsicht, sich regelmäßig einzufinden. Also auf zu Dr. Hussain in das acht Kilometer entfernte ländliche Hospital. Der kennt ihn schon.

»Warum bist du so lange nicht gekommen?«, tönt seine Stimme.

Wie denn auch? Die Fahrt zu ihm kostet fünf Rupien, dazu kommen die Kosten für die Medizin.

Mein befreundeter Arzt versorgt Nazdik mit den notwendigen Medikamenten und verspricht mir, Nazdik in Zukunft ohne Geld zu behandeln. In den kommenden Tagen wird der Blutzuckerwert besser. Gemeinsam mit den Helferinnen beraten wir Nazdik über die Wichtigkeit der Medizin und darüber, was und wie er essen sollte. Täglich kommt er zu uns in die Gesundheitsstation. Er fühlt sich besser, ist aber nicht in der Lage, bei den Bauern zur Ernte zu helfen. Wer sorgt sich nun um die Mutter? Als ich ihm später vor der Tür begegne, lutscht er genüsslich an einem Stieleis. Voller Freude schenkt er mir auch eins. Der Eisverkäufer läuft nämlich mit seinem Holzkarren durch das Dorf und ruft die Leute mit einer Glocke. Auf dem Karren befindet sich eine ca. 60 mal 60 Zentimeter große mit Eisstücken gefüllte Aluminiumschale. Tief in diesen Eisstücken steckt ein Gestell für mehrere kleine Aluminiumtüten. Diese werden von ihm mit einer gelblichen, milchigen Flüssigkeit gefüllt, und in die Mitte steckt er einen Holzstiel. Nach wenigen Minuten ist das Stieleis fertig gefroren. Ich bedanke mich und überlege krampfhaft, wie ich mich aus der Affäre ziehe: Ich sehe in Gedanken massenhaft Bakterien und Viren in dieser Flüssigkeit schwimmen, die auch durch den Gefriervorgang nicht abgetötet werden. Die Menschen hier sind das gewohnt und haben eine andere Abwehrlage. Aber ich als Europäerin? Ich möchte Nazdik doch nicht kränken. Also schnappe ich mir diese Kostbarkeit, deute ihm an, dass ich das in Ruhe auf meiner Terrasse schlecken will und verschwinde in dem Haus der Gesundheitsstation.

Abends dann dringt wieder das laute und anhaltende Gekeife der groben Tochter zu meiner Terrasse herauf.

Muratas Fuß heilt rasch. Die Helferinnen erhalten den Auftrag, regelmäßig jede Woche nach ihr zu schauen. Ich gebe ihr etwas Geld, damit ihr Sohn pünktlich zu Dr. Hussain fahren kann. Dann verspreche ich ihr, im Herbst wiederzukommen.

Sechs Monate später bin ich wieder im Dorf. Mein erster Weg führt mich zu Murata. Alles sieht so aus wie vorher. Murata kauert allein auf dem Charpoi. Sie ist wieder barfuß. Ihre sonst so klaren Augen tragen einen trüben Schleier.

Ihr Sohn Nazdik sei gestorben, berichtet sie mir mit gebrochener Stimme. Hilfesuchend reckt sie ihre Arme in die Höhe zu Allah.

Shaukat Khanum Memorial Cancer Hospital

Ich sitze am Gänseteich in der Abendsonne und warte auf meinen kahlköpfigen Freund Ahmed. Seit zwei Tagen treffen wir uns hier. Hier, das ist der Garten vom Krebskrankenhaus Shaukat Khanum in Lahore. Weithin leuchtet seine rote Sandsteinfassade, die ein imposantes Viereck einnimmt. Dieses Hospital ist eine Stiftung des berühmten pakistanischen Kricketspielers Imran Khan zum Gedenken an seine an Krebs verstorbene Mutter. 1994 wurde es eröffnet mit der Maßgabe, ein Krankenhaus auch für Arme zu sein. Seit der Eröffnung hat es sich zu einem hochmodernen Behandlungs- und Bildungsforschungszentrum entwickelt. Es gibt nur 75 Betten, weil der größte Teil der Patienten ambulant behandelt wird. Die Kranken kommen fast aus allen Teilen des Landes. So haben sie mitunter eine mühsame Tagesreise hinter sich. In der Nähe haben sie die Möglichkeit, eine billige Wohnung zu mieten, in der sie mit der Familie wohnen und kochen können.

Meine Aufgabe in diesem Krankenhaus ist, gemeinsam mit Schwester Marlies das Personal in Fragen der Schmerztherapie und Palliativbetreuung zu beraten. Ich bin angetan von der guten Ausbildung der Schwestern und ihrer liebevollen Hinwendung zu den Schwerkranken in der ambulanten Sprechstunde. Die findet in der riesigen »Outpatient«-Abteilung, also »Ambulanz«, statt, wohin auch diese Patienten von weit her kommen. In Lahore kennen sie nicht das Hausbesuchssystem wie bei uns: Ein Team von ausgebildeten Schwestern und Ärzten besucht die Patienten zu Hause und versorgt sie mit der Schmerzpumpe, mit künstlicher Ernährung oder Dauerzugang zur Vene. In Lahore müssen alle Patienten zu den Sprechstunden kommen, aber die Schwestern sind außerhalb der Sprechstunden per Telefon zur Beratung zu erreichen. Und den Umgang mit den

Patienten beherrschen die Schwestern sehr gut. Sie sind ja auch in England, wo das System der Betreuung von unheilbar Kranken seine Wurzeln hat, ausgebildet worden.

Nun kommt Ahmed mit der Familie – Onkel, Tante und Papa. Mama bereitet in der gemieteten Wohnung für alle das Essen zu. Sie grüßen mit dem arabischen Gruß: »Friede sei mit euch« und setzen sich neben mich auf die Bank. Ahmed schmiegt sich an Papa, der tröstend seinen Arm um ihn legt. Heute – bei unserem dritten Treffen – ist mein Freund schon gesprächiger. Er geht in die dritte Klasse und lernt bereits Englisch. Ich kann etwas Urdu. Und so unterhalten wir uns mit Hilfe unserer Sprachbrocken und mit Händen und Füßen. Wir müssen über uns lachen. Nebenbei erfahre ich, dass er in Multan zu Hause ist. Diese Stadt liegt ungefähr fünf Busstunden südlich von Lahore. In Ahmeds Familie leben sieben Personen: Mutter, Vater, Großmutter und vier Kinder. In seiner Freizeit spielt er mit seinen Freunden oft Kricket, mit Holzkellen und Plastikbällen. Seit einem halben Jahr ist Ahmed an Leukämie erkrankt und erhält jetzt Chemotherapie. Ich frage seinen Papa nach den Krankenhauskosten. In Pakistan gibt es keine Krankenversicherung. Zwar ist in den staatlichen Krankenhäusern die Behandlung frei, aber in unserem Spezialkrankenhaus wäre die Behandlung für Arme unbezahlbar. Bedürftige Familien können eine Minderung oder Erlass der Behandlungskosten beantragen. Dafür gibt es in diesem Hospital ein Büro. Ahmeds Familie muss fünf Prozent der Kosten begleichen.

Am anderen Morgen treffe ich meinen Freund in der Krankenabteilung. Dort befinden sich die Patienten, die Chemotherapie bekommen. Ahmed liegt ganz geduldig da, als die liebevolle Schwester mit der großen Nadel seine zarte Vene am Arm für die Chemoinfusion piesackt, und strahlt, als er mich sieht.

Dann nehmen wir Abschied. Ahmed geht nach Hause, um in zwei Monaten wiederzukommen.

Und ich gehe mit Marlies in das Dorf zurück, indem man von einer solchen Klinik nicht einmal träumt.

Multan

Die Volontärin Beate ist wieder als Erzieherin im Dorf. Wir beide reisen nach Multan, für unsere Künstlerinnen handgearbeitete Puppenschuhe von einem bekannten Schuhmacher zu besorgen.

Das Abenteuer beginnt. Nach einem mühsamen Fußweg erreichen wir den verabredeten Ort, an dem uns ein großes Auto abholen soll. Eine drängelnde Menschenansammlung zeigt uns den weiteren Weg. Aber wir haben Glück: man lässt hier den »weißen« Frauen den Vortritt. Wir werden auf den vorderen Sitzen platziert und anstatt der zurückbleibenden Schimpfenden wird noch eine Langohrziege im Kofferraum verstaut. Wir fahren also mit »Gemecker« los. Wir beide sehen uns sprachlos an und erreichen bald die Busstation nach Multan, wo wir ohne Ziege in einen Reisebus umsteigen.

Hinter uns im Bus sitzt ein aufgeschlossener junger Mann, der uns in Englisch anspricht. Er wohnt in Multan und lädt uns zur Stadtbesichtigung ein.

Wir haben im Hotel kaum unsere Sachen ausgepackt, erscheint schon unser neuer Freund mit Pferdekutsche zur Stadtrundfahrt.

Nun ist Multan ein historische Stadt mit einigen Bauwerken aus der Vormogulzeit – wie das Mausoleum für Rukn-i-Alam (Pfeiler der Welt), gebaut im 14. Jahrhundert. Wir bewundern die Altstadt mit der Stadtmauer und ertragen mit Würde die Hitze, für die Multan bekannt ist. Natürlich fahren wir zu dem berühmten Hussain Agahi Basar. Hier verwirrt uns die Vielfalt des Stoffangebotes der weichen Rohseide und den farbigen Seiden. Die Damen Multans tragen sogar farbige Burkas (Ganzkörperschleier, der in Augenhöhe ein Stoffgitter hat). Auch die Multaner Keramik mit glasierten weiß-blauen Dekorationen und die bunt bemalten Lampenschirme aus Kamelhaut sind zu bewundern. Aber der berühmte Schuhmacher war leider nicht erreichbar.

Vom Burgberg genossen wir eine herrliche Aussicht auf die Stadt. Danach ging es zum Kaufhaus für Kosmetik. Hier hatte unser Reiseführer seine Käufer, die er mit Kosmetika belieferte. Sein Erscheinen mit zwei ausländischen Frauen machte Eindruck. In zwei Stunden hat er alle Rechnungen einlösen können.

Höhepunkt des Tages war eine Einladung in die Wohnung des neuen Freundes. Er wohnt mit seiner Familie in der Altstadt. Es war ausreichend Wohnraum für seine Ehefrau und die drei Kinder sowie den Bruder mit Ehefrau. Auch sanitäre Einrichtungen waren vorhanden. Ihr Stolz war eine wundervoll geschnitzte historische Tür zwischen Küche und Wohnzimmer.

Wir saßen auf Kissen, und das Essen wurde auf einer Tischdecke über dem Teppich serviert. Die Köchin (die Ehefrau des Bruders), die uns sehr schmackhafte Hähnchenschenkel mit Dal (Erbsenbrei), Reis und dem frisch gebackenem Brot servierte, blieb in der Küche und nahm nicht am Gastmahl teil. Das fiel uns schon mehrmals auf. Die außerordentliche Gastfreundschaft der Pakistani bedeutet, die Hausfrau hält sich abgesondert von den Gästen auf. Ebenso ist es nicht üblich, als Frau einem Mann die Hand zu reichen. Mir ging es so, als in unserem Dorf eine Delegation mit Honoratioren erschien. Unbefangen streckte ich einem Würdenträger meine Grußhand entgegen, aber er zog seine zurück. Doch die modernen Männer versuchen wohl schon, sich den Europäern anzunähern.

Es wurde eine lustige Runde. Beate hatte Spiele für die Kinder parat und beschäftigte damit die ganze Gesellschaft.

Am folgenden Tag führte uns der Freund noch auf Wunsch zu den Lagerhallen der Holzaltäre – den Tazias. In Multan leben zahlreiche Schiiten, die auch den Prophetenenkel Hussain verehren. Dieser wurde am 10. Tag des Muharram (Monat des Arabischen Kalenders) ermordet. Aus diesem Anlass wird jährlich an diesem Tag in Multan das Ashurafest begangen. Mit kunstvoll geschnitzten überlebensgroßen Tazias ziehen die Menschen in einer Prozession durch die Straßen. Einige von diesen Tazias sind sogar vergoldet. Sie stehen – sorgfältig gepflegt und ausgestellt – in großen Hallen. Das durften wir uns zum Abschluss unseres Besuches ansehen.

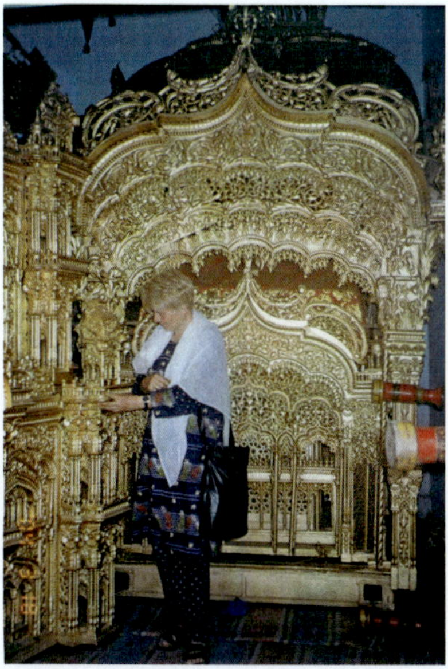

Tazias – große holzgeschnitzte Altäre – benutzt zur jährlichen Prozession

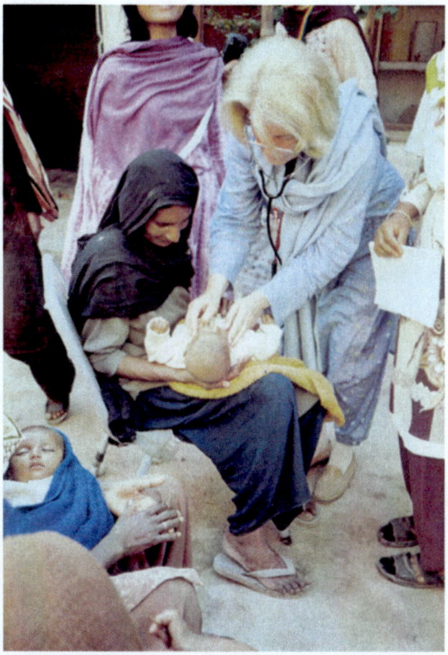

Untersuchung der Säuglinge – neue BHU

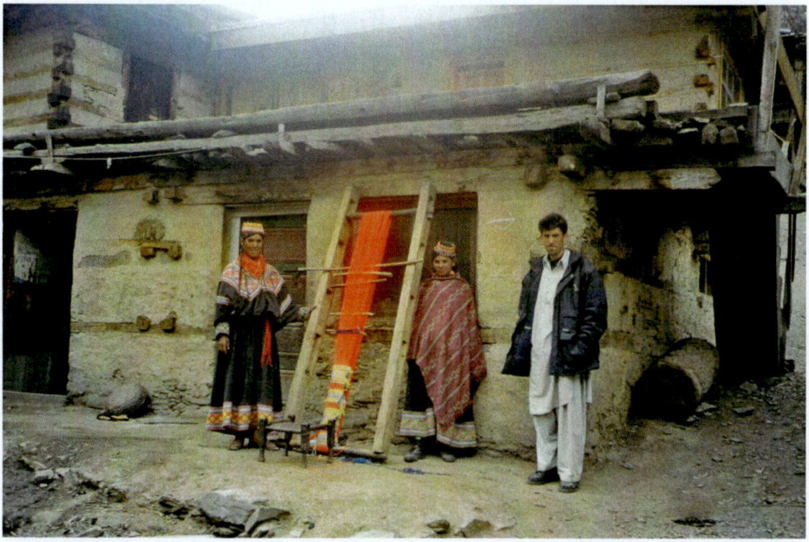

Kalaschhaus

Das Dorf Thatta Kedona mit der BHU nach fünf Jahren

Nun komme ich schon das achte Mal hierher. Was war in den drei vergangenen Jahren geschehen?

Wir trafen uns im Dorf mit vielen Volontären, die in den verschiedensten Tätigkeiten halfen. In dieser Zeit hatten wir schon im WAC (Frauenzentrum) und in der BHU (Basic-Health-Unit, Gesundheitsstation) Gästezimmer für sie. So kamen die Schneiderin Inge, für das WAC mit drei Nähmaschinen beladen, oder der Gärtner Bernhard aus der Schweiz. Er sollte für die Anpflanzung von kleinen Gurken sorgen, die dann in der Nachbarfarm zu »Spreewälder Gurken« verarbeitet werden. Dieses Projekt war leider wegen der Trockenheit nicht von Erfolg gekrönt. Inzwischen war auch Tobias da und hat mit den Männern des Agrarzentrums fleißig bunt bemalte Spielzeugrikschas zum Verkauf auf unseren Märkten hergestellt. Uta war wieder vor Ort, die Studentin Nadine arbeitete mit den Schülern, und Senta hatte zwei Englischkurse für die Dorfmädchen im Hunzatal organisiert.

Dank des vorhandenen Stroms konnten wir einen Kühlschrank für unsere BHU kaufen und im Sanitärtrakt die Handpumpe durch eine elektrische ersetzen lassen.

Die Müllhaufen an den Straßenecken schmorten vor sich hin. Bei meinem letzten Besuch schlug ich vor, das Verbrennen wegen der Luftverschmutzung zu vermeiden. Vielmehr sollte der Müll getrennt gesammelt und beseitigt werden, also die Plastikanteile aus dem organischen Müll aussortiert und separat aufbewahrt werden, um sie in größeren Mengen zum Recycling zu bringen. Und der organische Müll könnte, wenn er nicht von den Tieren gefressen wird, in einer Grube zu Dung verwertet werden.

So fuhr ich mit zwei Helferinnen nach Lahore zur Recycling-Firma Green Earth. Dort versprach man, unserem Dorf größere Mengen an Plastikresten für die Möbelherstellung abzunehmen und sogar noch Sammelprämien zu zahlen. Aber nichts geschah. Nie wurde ein solcher Transport durchgeführt. Auch hier muss noch viel Überzeugungsarbeit geleistet werden.

Unsere auszubildenden Helferinnen arbeiteten in der BHU. Die vier jungen Mädchen hielten regelmäßig Sprechstunden ab, machten Hausbesuche und kümmerten sich um die Schule. Die drei Dais – die traditionellen Geburtsassistentinnen – bemühten sich um die schwangeren Frauen und die Neugeborenen. Zur Entbindung gingen die werdenden Mütter in eine Klinik. Aber es gab in unserer Krankenstation auch schon die erste Entbindung unter der Leitung der Lehrhebamme.

In unserem Dorf wurde die Sitte eingeführt, jeder Familie mit einem Neugeborenen einen Obstbaum zu schenken, je nach Wunsch Orange, Zitrone, Guava, Pfirsich, Mango oder Granatapfel. Diese wurden im Hofgarten eingepflanzt, um später Obst für die Kinder zu ernten zu können. Bei der Baumverteilung, wenn also die Eltern sich mit dem Säugling den Baum in der Gesundheitsstation abholten, konnte ich als Ärztin die Kinder untersuchen.

Und da gab es die erste Panne:

Bei der Kontrolle der Dokumentationsbögen zeigte sich, dass alle sieben Auszubildende einen Säugling übersehen hatten. Dieser Säugling hatte mit sechs Monaten den Gewichtsstand von vier Monaten, sah blass aus, war teilnahmslos und konnte noch nicht sitzen. Keiner hatte darauf reagiert. Das war ja gerade der Sinn dieser monatlichen Kontrolle. Es war ein trauriger Anlass für mich, noch mal von vorn anzufangen. Wir verschoben also unsere Prüfung und erstellten ein neues Konzept zum Lernen.

Inzwischen sahen wir uns die chirurgische Klinik von Dr. Rashidas (meine Flugzeugbekanntschaft) Mann, Dr. Aftab, in einem Dorf unweit Lahore an. Dieses Projekt wird von einer niederländischen Organisation gesponsert. Dr. Aftab operiert hier kostenlos Patienten. Bereitwillig führte er uns durch eine einfache, aber gut funktionierende und saubere Einrichtung. Er bot unserem Dorf an, Patienten kostenlos zu operieren.

Es gibt in Pakistan ein privates Gesundheitssystem sowie ein staatliches mit geringen Kosten. Doch diese ambulanten Stellen oder Kliniken sind von sehr einfacher Ausstattung und haben unfreundliches Personal, so werden sie ungern akzeptiert.

Eines Tages kam unser Freund Dr. Hussain mit seinem Motorrad angebraust und lud mich ein, bei einem Kaiserschnitt in seiner Klinik zu hospitieren. Ängstlich schwang ich mich auf den zweiten Sitz des Motorrades und umklammerte diesen starken Mann, der forsch losraste. Es ging die staubigen, unebenen und steinigen Wege durch alle Kurven mit einem Tempo, dass mir Hören und Sehen verging. Hinterher stellte ich mir sein Gesicht mit den blitzenden dunklen Augen und einem spitzbübischen Lächeln vor.

In der Klinik angekommen, ging sofort die übliche Vorbereitung los. Gummischuhe anziehen, OP-Mütze aufsetzen, gründliches Händewaschen, Anlegen eines sterilen Kittels und steriler Handschuhe. Der Doktor setzte sich dann mit hochgehaltenen Armen, und wir warteten auf den Anästhesisten. Die Hochschwangere Patientin auf der Liege sah hilflos um sich. Ich ging zu ihr, sprach auf sie beruhigend ein und beschäftigte mich mit ihrem Puls und Blutdruck. Nach einer halben Stunde Wartezeit erschien der Narkosearzt. Die Lumbalanästhesie (Betäubung durch das Rückenmark) saß sicher und Dr. Hussain nahm bei der schmerzlosen Schwangeren den Bauchschnitt bis zur Gebärmutter vor. Nach kurzer Zeit hob er das Baby mit dem

Mutterkuchen hoch und übergab ihn der wartenden Schwester. Nach erlösendem Schrei durfte die glückliche Mutter den Jungen sehen.

Wir Volontäre organisierten einen Basar mit unseren von zu Hause mitgebrachten nützlichen Sachen in dem Hof unserer Gesundheitsstation. Der Mullah verkündete per Lautsprecher das Ereignis und es gab einen Riesenandrang. Ein Los kostete eine Rupie. Am begehrtesten waren Kosmetika wie Cremes, Lippen- und Augenbrauenstifte. Für einige junge Mädchen, die sehr traurig waren, weil sie eine Niete gezogen hatten, mussten wir schon mal einen Trostpreis spendieren.

Ein Höhepunkt war in unserem Dorf die Feier zum zehnjährigen Bestehen des Frauenzentrums. Die Frauen aus dem Nähzentrum und der BHU kamen festlich angezogen ins Frauenzentrum. Uta brachte einen Fotoapparat mit Mikrofon. Die Frauen sollten heute erzählen, was sie alles durch das Frauenzentrum gelernt und geschaffen hatten. Und was sich für sie selbst verändert hatte. Zuerst herrschte scheue Schweigsamkeit. Wir animierten sie und sprachen ins Mikrofon vor. Nachdem sich die Mutigste vorgewagt hatte und unseren Beifall einheimste, wollten alle rankommen. Nach und nach erzählten sie: Eine Frau hatte kunstvolle Handarbeiten gelernt, die nächste konnte jetzt die besten Puppengesichter malen. Die älteren Frauen, die noch nicht die Schule besuchen konnten, hatten Lesen und Schreiben lernen können, bei einigen jungen Frauen wurde das Interesse an der englischen Sprache geweckt.

Vier junge Mädchen und drei Frauen hatten die Ausbildung zur Gesundheitshelferin beginnen können und leisteten jetzt schon Arbeit in der Gesundheitsstation. Die Frauen erzählten, wie sie in ihrer Arbeit das Gefühl erlebten, mehr wert zu sein, und damit anders auftreten konnten. Und die Frauen, die schon durch ihre Arbeit Geld verdienen, hatten allmählich in der Familie mehr Rechte erworben. Aber auch die Männer fingen an, die Frauen in ihrer Mehrarbeit zu unterstützen.

Es war ein emotional sehr bewegender Nachmittag. Wir erlebten das beginnende Selbstbewusstsein und die Solidarität der Frauen untereinander. Zum Abschluss gab es mit unseren Musikern (Harmonium und Tabla – das ist eine kleine Trommel) eine kleine Vorstellung mit Tee und Gebäck.

Am Abend holten uns die Frauen in einen anderen Hofgarten. Mittlerweile schien der Vollmond und die Sterne funkelten mit einem geheimnisvollen Glanz wie so oft in den Tropen. Die jungen Mädchen hatten den Trommler mitgebracht, sangen und tanzten ausgelassen im Trommeltakt. Sie lachten und schwangen graziös ihre Hüften immer schneller, wobei sie ihre Umwelt zu vergessen schienen.

Nach nunmehr zweieinhalb Jahren harter Arbeit in der Gesundheitsstation entschieden wir uns für das Examen der sieben Gesundheitshelferinnen. Roswitha und die schwedische Schwester Ingrid, halfen intensiv in den Workshops. Roswitha leitete noch einmal die drei Geburtshelferinnen zum Thema Schwangerschaft und Geburt an, übte das Führen und Auswerten der Dokumentationsbögen, das Abnabeln des Säuglings und Pflege der Brust bei den Müttern. Ingrid übte wiederholt hygienische Maßnahmen und Umgang mit Instrumenten und Geräten.

Gemeinsam mit der Lehrerin, der Lehrhebamme, mit Roswitha, Schwester Ingrid und mir nahmen wir die Prüfung ab. Sie fiel erfolgreich aus und wir konnten die Zeugnisse für die vier Lady-Health-Worker (Gesundheitshelfer) und die drei TBA (traditionelle Geburtshelferinnen) ausstellen.

Die Leiter der NGO fertigten die Formulare an und organisierten eine Feierstunde im Frauenzentrum.

Unter Teilnahme des Präsidenten der NGO, des Bürgermeisters, des Mullahs, Dr. Senta, Schwester Ingrid, aller Volontären und der Familien der neuen Gesundheitshelferinnen hielt unser Freund Dr. Hussain, der gleichzeitig der Arztvertreter des Bezirkes ist, eine Festrede. Dann verteilte ich mit namentlichem Aufruf die Zeugnisse. Anschließend erschienen noch die neu aufgenommenen Schüler für die erste Klasse und erhielten von uns Volontären neue Schulbücher sowie die Schulkleidung.

Fußballstadt Sialkot

Roswitha lädt uns Volontäre regelmäßig ein, um uns zu verwöhnen und uns gleichzeitig ihr Projekt zu zeigen. Sie wohnt im Cantonment der Stadt, das ist das abgetrennte Militärviertel. In ihrem Haus finden die Spezialisten des SES Unterkunft und Abwechslung von der schweren Arbeit.

Die Innenstadt von Sialkot zeigt interessante Bauten im viktorianischen Stil der Kolonialzeit– saubere Märkte, breite Straßen, in denen man noch Pferdekutschen sehen kann. Hier steht auch Iqbals Geburtshaus, das als Museum eingerichtet ist. Muhammad Iqbal, der Philosoph und Dichter, proklamierte erstmals die Idee eines eigenen islamischen Staates auf dem indischen Subkontinent. Seine Werke sind im Erdgeschoss in der Bibliothek ausgestellt. Man trifft dort den ganzen Tag über Männer beim Lesen an. Das Grab Iqbals befindet sich in Lahore in einem Mausoleum neben dem Tor zur Badschahi-Moschee.

Sialkot ist nicht nur für die Sportindustrie bekannt, sondern auch für spezialisierte Medizin- und Musikinstrumente sowie besondere Textilindustrie. Diese Firmen haben sich vorwiegend im neuen Stadtteil angesiedelt. Die Industrien haben zu einem gewissen Wohlstand in der Stadt beigetragen. Das Straßensystem ist modernisiert, mit vielen Kreisverkehrsanlagen wird der Verkehr reibungsloser gestaltet. Im Straßenbild sieht man wie in anderen Großstädten mehr neuere Autos, Frauen in modernerer Kleidung ohne Schleier, selbstbewusst und auch mal ein Auto steuernd.

Wir dürfen uns also eine Fußballfabrik ansehen. Roswitha leitet nämlich ein wichtiges Sozialprojekt in der Fabrik, die ihr verstorbener Ehemann gemeinsam mit einem Dänen gegründet hat. Dieses Sozialprojekt beinhaltet neben dem Kampf gegen Kinderarbeit die kostenlose gesundheitliche Betreuung aller Mitarbeiter sowie der Näherfamilien außerhalb der Fabrik, die berufliche Weiterbildung mit schulischer Ausbildung der älteren Analphabeten und allgemein die Hilfe bei Problemen der Mitarbeiter.

Diese Fabrik ist ein großes modernes Gebäude. Innen gibt es neben Lagerhallen, Büroräumen und Sanitäranlagen große, helle und gut belüftete Produktionsräume. In einer Halle empfängt uns das Tackern der Stanzmaschinen für die in einem anderen Raum exakt vorbereiteten und bemalten einzelnen Kunststoffteile, die anschließend zu Fußbällen vernäht werden. Das Nähen wird ausschließlich per Hand durchgeführt. Es erfordert viel Kraft, großes Geschick und Konzentration bei der Arbeit. In anderen Räumen sitzen Handwerker und schnitzen fachmännisch Hockey- und Kricketschläger. Das Hauptprodukt sind jedoch die handgenähten Fußbälle, die zum großen Teil in Näherfamilien in den umliegenden Dörfern unter strenger Qualitätskontrolle gefertigt werden.

Das Außergewöhnliche an der Anlage ist das von Roswitha gebaute große zweistöckige Gebäude gegenüber der Fabrik – das Gesundheitszentrum. In diesem Zentrum laufen alle sozialen Aufgaben zusammen. Die notwendigen Dinge sind vorhanden: Arzt-und Schwesternzimmer, Büros mit Computer-Unterrichtsräumen, Untersuchungszimmer mit Labor und Geräten, wie EKG. Für die Mütter mit Neugeborenen gibt es Wickelplätze, Wiege- und Messgeräte und eine Milchküche.

Ich darf Roswitha auf ihrer Tour durch die umliegenden Dörfer zu den Näherfamilien begleiten. Im letzten Bericht steht, dass im Jahr 2013 2.234 Näherfamilien mit insgesamt 6.927 Familienmitgliedern betreut werden.

Roswitha hat zur Kontrolle der Schulbesuche, der Arbeitsbedingungen, Qualitätskontrolle und Anwesenheit Mitarbeiter angelernt, die ihr diese Arbeit abnehmen. Aber in gewissen Zeiträumen geht sie persönlich in die Familien. Dabei zahlt sie dann Gelder aus (zum Beispiel für jedes Kind, das regelmäßig in die Schule geschickt wird, gibt es im Monat 100 Rupien). Oder zu Festtagen (wie Eid nach Ramadan), großen Familienereignissen oder außergewöhnlichen Schicksalsschlägen sind extra Gaben festgelegt.

So kann ich mich vom recht guten Leben der Menschen in den Dörfern überzeugen. Sie besitzen vielfach komfortable Einrichtungsgegenstände wie elektrische Kochplatten statt der Feuerstellen, manche Familien benutzen schon Latrinen. Aber die kleinen Straßen haben am Rande noch die üblichen Rinnsale. Diese Nähzentren können natürlich, da immer mehrere Näher zusammenarbeiten, effektiver sein. Zum Beispiel wird die Kleinkinderbetreuung gemeinsam geführt, wodurch die Mütter in Ruhe arbeiten können.

Die Dörfer haben gemeinsame Frauentreffs organisiert, in denen sie miteinander lernen oder sich gegenseitig helfen. Sie nutzen die Chancen, die Organisationen wie Bait-u-mal oder Baidarie bieten. Hier haben auch ältere Frauen, die noch nicht lesen und schreiben können die Möglichkeit, das nachzuholen. Wir treffen hier sehr selbstbewusste junge Frauen an, die aufgeschlossen über ihre Probleme diskutieren.

Auf unserer Dorftour kommen wir auch an dem Dorf Ghartal vorbei, in dem das Geburtshaus von Indira Gandhi steht. Das Dorf gehörte früher zu Indien.

Einen Tag später fährt Roswitha mit mir nach Rawalpindi. Im Hotel Perl Interconti ist von der Verwandtschaft ein riesiger Saal gemietet worden. Eine Cousine feiert den dritten Tag ihrer Hochzeit – die Präsentation. Ich schätze, es sind 300 Personen anwesend. Ich erkenne Kleidung aus fast allen Provinzen Pakistans: reich bestickte Seidensaris, die kunstvoll bestickten Hunzakappen oder die Seidencapes aus dem Sind. Auf einem großen Tisch werden die Geschenke zusammengestellt. Dann ist die riesige Hochzeitstorte zum Anschneiden bereit. Das üppige Buffet ist mit europäischen und pakistanischen Spezialitäten beladen, und die vielen wichtigen Menschen wuseln durcheinander wie stets bei solchen Anlässen.

Für mich war der Höhepunkt in Roswithas Haus das Kaschmiri-Zimmer, in dem ich übernachten durfte. Sie hat es sicherlich in Erinnerung an ihren aus Kaschmir stammenden Mann eingerichtet. Die Möbel kommen aus einer Holzschnitzer-Werkstatt. Gardinen und Teppich sind aufeinander abgestimmt. Der Teppich ist voller zauberhafter Blumenornamenten, keine Blüte gleicht der anderen. Ich träume noch heute davon.

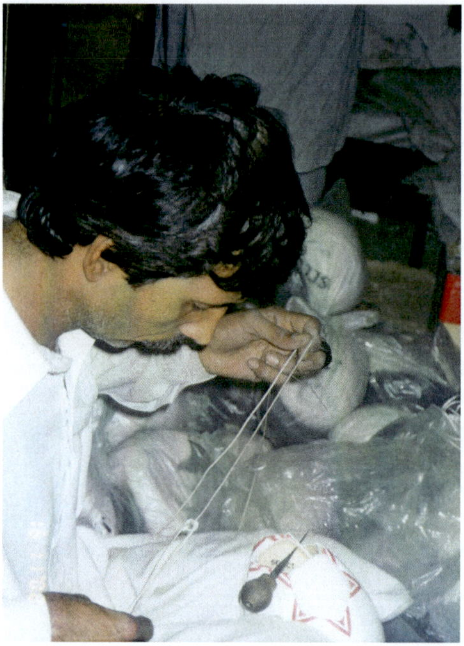

Fußballnäher in Sialkot

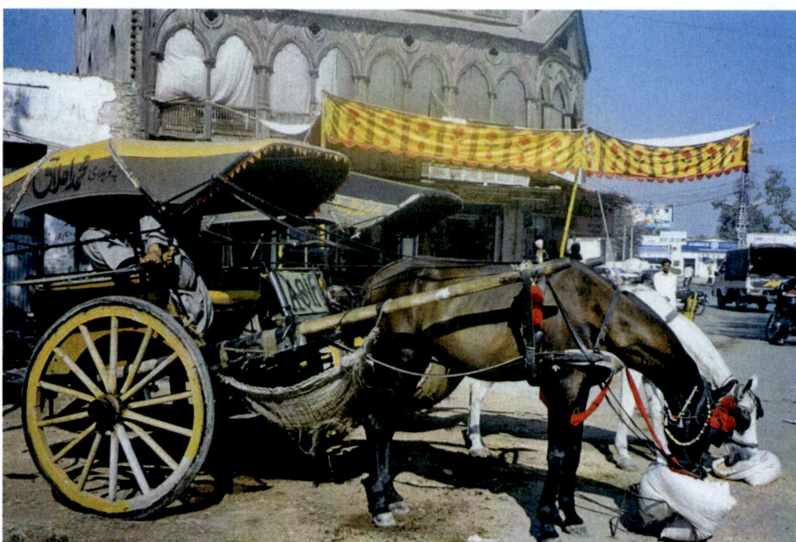

Sialkot – Pferdekutsche

Leuchtturm im Hindukusch

Es ist lange her, als mir ein Leuchtturm die schönsten Kindheitsträume bescherte. Unsere Eltern hatten nicht viel Geld, aber einmal im Jahr fuhren sie mit uns Kindern in Urlaub. Am liebsten war mir die Ostsee.

Wir wohnten in einer kleinen Pension etwas vom Strand entfernt.

Wenn ich dann zur See hinunterrannte, sah ich als Erstes die Leuchturmspitze. Schritt für Schritt wurde sie größer und in der Sonne leuchtender. Dann stand ich noch außer Atem vor der Düne, hinter der er majestätisch thronte. Weiß-rote Streifen wechselten sich ab. Oben an der Spitze zeigte sich die drehende Lichtquelle. Nach unten verbreiterte sich der Turm. Er stand auf einer breiten Betonfläche, die am Rande vom Gras überwuchert wurde.

Ich selbst stand mitten im Dünengras und grübelte:

Gibt es eigentlich noch einen Leuchtturmwärter?

Wie weit ist denn nachts das Licht zu sehen?

Und wie viele Schiffe fanden durch meinen Turm schon nach Hause?

Dann setzte ich mich in den Strand und träumte.

Wie weit ist der Horizont?

Was ist eigentlich dahinter? Ob ich wohl auch mal hinter den Horizont komme?

Bis zum Abend saß ich am Strand, weil ich nicht loskam von dem Leuchtturm. Und nachts plagte mich der erste Sonnenbrand.

Noch heute rieche ich nur bei dem Gedanken an den Leuchtturm in den Dünen die Seeluft.

Er hat nach wie vor eine magische Anziehungskraft auf

mich. Als Retter vom Schiff und vom Land aus gesehen, als Hilfe sowie als Hoffnung in verzweifelter Situation. Inzwischen konnte ich nun selbst schon hinter den Horizont schauen. Und dieser Leuchtturm hat mich auch in den Hindukusch begleitet.

Roswitha und ich wollten Anfang April nach Chitral im Norden Pakistans. Dort arbeitete ihre Tochter an einem Umweltprojekt.

Wir beabsichtigten, mit der Tochter gemeinsam Geburtstag zu feiern. Chitral liegt in einem Tal und ist im Winter nur mit dem Flugzeug zu erreichen. Im Sommer zusätzlich per Auto über den 3.200 Meter hohen Lowaripass.

Wir flogen also bei Sonnenschein mit der Fokker von Peschawar nach Chitral über schneebedeckte Berge. Ich durfte sogar ins Cockpit kommen. Und der Pilot zeigte mir stolz alle Erhebungen, die ich mir gar nicht merken konnte, aber dieser einmalige Eindruck mit den Bergen unter uns ist unvergesslich. Da überquerten wir den Lowaripass, dann rechts in der Ferne zeigte sich der Nanga Parbat und bald schon zielte unser Pilot auf die schmale Landebahn von Chitral.

Roswithas Tochter Nadira empfing uns. Wir feierten eine Stunde mit Tee und selbst gebackenem Kuchen Geburtstag. Dann flog Nadira weiter nach Gilgit und wir blieben allein.

Wir genossen zwei Tage lang das Gebirge mit der Schneemütze des 7.708 Meter hohem Tirich Mir, um uns herum blühende Aprikosenbäume und ein dahinplätscherndes Flüsschen vor unserem Hotel.

Am dritten Tag begann es zu regnen. Uns ging es dabei nicht schlecht. Wir wurden bestens verpflegt, wir konnten das Bergwild – unter anderen die herrlichen Marco-Polo-Schafe – beobachten, wenn es abends ins Tal zum Fressen hinabkletterte und wir sahen ein spannendes Polospiel. Aufregend war ein Ausflug in das Tal der Kalasch. Die Kalasch sind ein kleiner Volksstamm, der unweit von hier in drei Dörfern lebt.

Am fünften Regentag wurden wir unruhig. Es kam kein Flugzeug, doch wir mussten zurück.

Also blieb nur der Lowaripass. » Kein Problem«, sagten unsere Freunde (das waren die Arbeitskollegen von Nadira, die sich in der Tat als Freunde erwiesen), »gestern sind Leute über den Pass gekommen. Er ist frei, sie mussten nur eine halbe Stunde laufen. Und wir begleiten Sie.«

Wir beschlossen: Am folgenden Tag geht es über den Pass. Die Freunde brachten uns mit dem Auto dorthin. Es regnete weiter.

Nach zwei Stunden Autofahrt wurde der Regen zu Schnee, und am Fuß des Lowaripasses war Schluss. Schneeräumgeräte standen herum. Kein Auto konnte weiterfahren.

»Kein Problem«, so unsere Freunde. Wie stiegen aus dem warmen Auto hinaus in die Kälte. Ein Freund zog für mich seine dicken Socken aus (ich trug dünne Kleidung mit entsprechenden Strümpfchen) aber ich hatte wenigstens einen Anorak und feste Schuhe.

Als ich mich unsicher umblickte, vor mir den hohen Berg mit sieben Kehren aufwärts sah und mit beiden Füßen im Schneematsch stand, wurde mir etwas flau. Die Begleiter schnappten sich unser Gepäck und kletterten wie Bergziegen den Berg steil hinauf. Roswitha und ich wurden von vorn gezogen und von hinten geschoben; denn es ging nicht die Serpentinen lang, sondern den kürzesten Weg nach oben. Nach einigen Metern begannen wir zu schnaufen. An der ersten Kehre kamen wir trotz langsamen Tempos zu Tode erschöpft an. Nach einer kurzen Pause entschlossen wir uns, den flacheren Anstieg entlang der Serpentine zu nehmen. Nach den ersten Schritten versanken wir bis unter die Knie im Schnee.

Wir sahen uns beide an und stapften weiter, indem wir jeweils das andere Bein aus dem Schnee ziehen mussten. Wir kamen noch langsamer vorwärts, ich wagte nicht, etwas zu jammern.

An der nächsten Kehre folgten wir wieder dem Rat der Erfahrenen. Der steile Weg war nämlich ausgetreten. Mühsam, Schritt für Schritt ging es den Berg hoch, mit Ziehen und Schieben. Die Quälerei nahm kein Ende – und noch drei Kehren bis oben. »Wenn wir jetzt zusammenbrechen – fern von zu Hause ...«, schoss es mir durch den Kopf.

Ich hielt einen Moment inne. Und plötzlich erschien in meinen Gedanken der in Nebel gehüllte Leuchtturm. Sein Licht leuchtete in meine Stimmung und ermunterte mich: »Ihr müsst weitergehen!« In der nächsten Kurve bemerkte ich, dass unsere Atemnot nicht erst nach zehn Minuten Pause, sondern schon nach fünf Minuten nachließ: erster Trainingseffekt – weiter, weiter!

Nach drei Stunden erreichten wir die letzte Kehre. Nur noch ein wenig gerade Strecke. Wir stießen auf eine »Gastlichkeit«: ein in den Berg hineingeschlagener Bau, mit Tüchern verhängt. Drinnen stand eine als Ofen umfunktionierte Benzintonne. Das Schornsteinrohr war zwar nach außen geleitet, aber wohl nicht dicht. Beißender Rauch zwang uns Tränen in die Augen. Doch wir saßen im Warmen. Um uns herum bärtige dunkelhaarige Gestalten mit Wolltüchern umschlungen und auf dem Kopf die typische Baskenmütze, den Pakol, der wie ein zusammengedrückter Topf aussieht.

Diese Pakistani strahlten uns an: Weiße Frauen hier oben auf dem Berg! Und sie reichten uns dampfenden Tee. Der Aluminiumbecher wärmte unsere Hände und das heiße Getränk rann durch den Körper bis an die nassen Zehenspitzen. Ich blickte verstohlen zu Roswitha, sie nickte beruhigend.

Nun ging es ja nur noch abwärts. Aber wie? Bergab schlängelte sich ein knapp einen Meter breiter Pfad, glatt und rutschig. Und alle paar Schritte mussten wir ausweichen, weil vom Tal her die Träger hochstapften. Sie trugen riesige Körbe auf ihren Rücken, beladen mit Teeblättern, Kartoffeln, Zucker, Weizen oder gackernden Hühnern. An ihren Füßen trugen sie lediglich Sandalen.

Plötzlich kam Bewegung in unsere Gruppe: Der Führer hatte Spuren eines Schneeleoparden, die noch in dieser Gegend leben, entdeckt. Eine außerordentliche Seltenheit. Doch das Tier selbst zeigte sich uns nicht. Bald nahm der Weg wieder ganz unsere Aufmerksamkeit in Anspruch. Fast mechanisch stolperten wir abwärts, müde und abgekämpft. Ab und zu der suchende Blick nach vorn: Ist da endlich das Tal mit den wartenden Autos? Es dauerte noch weitere zweieinhalb Stunden. Weit unten, die Dämmerung begann bereits, entdeckten wir die erhofften Autos. Wir mobilisierten alles an Reserven; denn das letzte Hindernis war ein kleines Flüsschen. Mit Sprüngen von Stein zu Stein und mit den helfenden Händen der Freunde überwanden wir auch das.

»Danke und auf Wiedersehen.« Unsere Freunde mussten an diesem Nachmittag auf dem gleichen Weg zurückgehen.

Wo Feen, Götter und Schamanen herrschen

Im Norden Pakistans lebt ein außergewöhnlicher Volksstamm.

Umgeben von schroffen Berghängen des Hindukusch betten sich Täler mit den Dörfern der Kalasch.

Zwischen diesen Dörfern leuchten grüne Wiesen, die kurz gehalten werden von Schafen mit dem dicken Bürzel, die sogenannten »Fettschwanzschafe«, und von Ziegen mit derart langen Schlappohren, dass man sich wundert, wie geschickt sie ihre Schnauzen zwischen den großen Hängelauschern zum Fressen bewegen. Klare Bergflüsse schlängeln sich durch Geröll- und Felsmassen die Hänge hinab. Im Frühjahr strahlen tausende Aprikosenblüten in den Tälern.

Die Gebirgssonne schenkt ihnen ein besonders kräftiges Rosa, das sich abhebt von dem helleren Grün der Wiesen und Felder und dem dunklerem Grün der Blätter von Walnuss- und Aprikosenbäumen.

Die rechteckigen, fensterlosen Häuser sind aus Holz, Stein und ungebrannten Ziegeln gebaut. Holzverkleidungen sind kunstvoll geschnitzt oder mit Mustern gebrannt. Diese Häuser hängen an den Bergen übereinander. Das Dach des unteren ist gleichzeitig Veranda des oberen. Im Herbst werden auf den Dächern die Früchte getrocknet.

Über allem wacht der 7.708 Meter hohe Tirich Mir, der auch im Sommer seine Schneemütze trägt.

Man könnte meinen, die Menschen hier leben paradiesisch.

Doch die Natur fordert ihren Tribut. Es gibt außer Eselskarren keine Verkehrsmittel, die Wege bahnen sich mühsam durch Geröllmassen, Felsvorsprünge und Berghänge. Die Arbeit in der Landwirtschaft und Viehzucht ist schwer und muss mit einfachem Gerät durchgeführt werden.

Diese Menschen hier leben nicht –wie ihre moslemischen Nachbarn – im Glauben an Allah. Sie haben ihre eigene Götterwelt. Man sagt von ihnen, sie seien »Kafire« – das sind Ungläubige oder Heiden.

Wenn im Winter Schneelawinen die Dörfer bedrohen, im Frühjahr Überschwemmungen durch die Schneeschmelze auftreten, dann zürnt MAHANDEO, der Gott des Ackerbaus und der Natur. Bei Krankheiten, Komplikationen bei der Geburt oder anderen schweren Ereignissen grollt die Göttin für die Gesundheit – JESTAK genannt.

Treten Erdrutsche und Erdbeben auf, hat man die Feen geärgert. Denn Feen sind sehr empfindsame Wesen, die gepflegt sein wollen. Das Reich der Feen liegt in den hohen Bergen zwischen Gesteinsbrocken, Wasserfällen und blühenden Hochgebirgsblumen. Hier bauen sie ihre Schlösser.

Die Götter und Feen werden von den Kalasch verehrt und mit Festlichkeiten bedacht. Man feiert ausgelassen und nimmt jede Gelegenheit dazu wahr: Frühlingsbeginn, Herbst- und Winteranfang, Hochzeit, Geburt und sogar Beerdigungen; denn der Tod ist ein freudiges Ereignis, weil er eine Erlösung bedeutet.

Das beliebteste Fest ist »Joschi«, das Frühlingsfest. Es beginnt mit traditionellem Tanz und Gesang. Der Tanz ist den Frauen vorbehalten. Sie formieren sich im Kreis um den Trommler und Flötenspieler. Die Frauen tragen lange schwarze Kleider, die mit einem von Kaurimuscheln verziertem Gürtel in der Hüfte gerafft werden. Der Hals ist mit vielen Perlen- und Korallenketten geschmückt. Am schönsten ist der Kopfschmuck: Es ist eine Kappe mit Troddeln und langer Schleppe bis zur Schulter reichend. Darauf sind Kaurimuscheln eng an eng reihenförmig genäht. Das Schuhwerk besteht aus einem bestickten Ledertuch, das um den Fuß gebunden und vorn mit einem Band verschnürt wird.

Natürlich gehören auch Essen und Trinken zum Feiertag. An

dem für Frauen geheimen Opferplatz wird eine Ziege geschlachtet und auf einem rauchgeschwärzten Altar den Göttern zum Opfer gebracht. Wenn die Götter satt sind, bedient sich das feiernde Volk.

Nun helfen diese Zeremonien nicht allein, um die Götter und Feen gnädig zu stimmen. Es muss einen Vermittler zwischen den Menschen und ihnen geben. Das sind die Schamanen. Das Talent der Schamanen ist entweder ererbt oder von den Feen geschenkt. Ein Schamane wird von der Dorfgemeinschaft erwählt.

Er hält bestimmte Riten ein, um Feen und Götter zu erreichen. Zu Beginn der Zeremonie raucht er brennende Wacholderzweige oder andere berauschende Kräuter. Dann setzen Flötenspieler und Trommler mit ihrer Musik ein, und der Schamane beginnt zu tanzen, bis er in Trance fällt. Jetzt eröffnet er den Dialog mit den Überirdischen. Bei leiser werdender Musik flüstert er unverständliche Wortfetzen, und bei lauteren Geräuschen lauscht er auf die Antworten. Seine Ekstase greift auf die Umstehenden über, die ihm verzückt zuschauen. In dieser Situation übersetzt er die Götterantworten.

So erzählen sich die Kalasch-Frauen von einem Geburtsereignis.

Es ist bei ihnen Sitte, dass sich Frauen während der Menstruation und der Geburt in einem »Frauenhaus« aufhalten. Diese Hütte steht außerhalb des Dorfes an einem Fluss und hat einen Steinfußboden. Bibi, eine junge Kalasch, kam zur Geburt ihres ersten Kindes, begleitet von zwei erfahrenen Frauen. Nach der Geburt eines Sohnes hörte die Blutung nicht auf, weil der Mutterkuchen in der Gebärmutter blieb. Rasch wurde der Schamane geholt. Natürlich durfte er nur vor der Hütte seine Zeremonie abhalten. Die Botschaft der Göttin JESTAK lautete: »Eine Helferin soll auf dem Bauch der Mutter die noch große

Gebärmutter packen und lange kräftig zusammendrücken«. Nach kurzer Zeit löste sich der Mutterkuchen und die Blutung stand.

Bibi hat noch weitere vier Kinder geboren.

Thatta Kedona nach zehn Jahren und Ausblick

Roswitha holt mich am Flughafen Lahore ab und nimmt mich mit zu ihrer Wohnung. Die Stadt hat sich entwickelt, das Straßensystem wurde ausgebaut. Mit Untertunnelungen und neuen Kreisverkehrsanlagen wurde der Verkehr erleichtert. Die Autobahnanschlüsse zur Grand Trunk-Road wurden fertiggestellt. Die Straßenschilder sind jetzt nicht nur in Urdu geschrieben, sondern auch in Englisch. In den zentralen Stadtteilen sieht man junge Leute – männlich wie weiblich – sich in moderner Kleidung frei bewegen.

Es existieren nun Busspuren für die Verkehrsbusse, um den Straßenverkehr zu entlasten. Es fahren auch mehr Frauen einen PKW. Und jetzt erobern auch langsam die Frauen für sie neue Berufe und werden zum Beispiel Direktorin eines Reisebüros, Rechtsanwältin, Lehrerin, Ärztin oder Eigentümerin von Boutiquen oder Schönheitssalons.

Auf dem Weg zu unserem Dorf bemerke ich keine größere Veränderung. Bis auf den Beginn eines neuen Wohnviertels am westlichen Stadtrand. Ich begrüße wieder die Felder an den Straßenrändern mit Reis, Weizen, Zuckerrohr und Baumwolle. Auch die Ziegeleien stehen noch, und Esels- wie Pferdekarren bevölkern die Straßenränder.

Da ist es wieder, unser Dorf.

Die Hauptwege sind befestigt. Neue Shops haben sich an den Straßenecken niedergelassen, in denen die Dorffrauen Dinge des täglichen Lebens erstehen können.

Im Frauenzentrum herrscht schon Aufregung: Neben bekannten Volontären Uta, Inge, Renate und Schwester Marlies für die BHU ist ein Filmteam vor Ort. Sie werden in den kommenden Tagen einen Film über Sentas Projekt mit der Dorfbevölkerung und uns drehen.

Ein Jahr zuvor war die Physiotherapeutin Gundula im Dorf und arbeitete in der BHU. Sie unterrichtete die Gesundheitshelferinnen in Maßnahmen für Bewegungsübungen und Gymnastik mit Methoden der Physiotherapie.

Beate und ich wohnen in den beiden Gästezimmern auf der Terrasse der BHU.

Abends sitzen wir zum »Dinner« in Majos Hofgarten. Nun hat hier im Dorf auch schon das Handy seinen Platz gefunden: ein köstlicher Anblick, wenn Majos Mutter – zirka sechzig Jahre alt – im Hofgarten auf und ab geht. In der linken Hand das Handy am Ohr, in der rechten Hand die Langohrziege an der Leine. Dabei lautes Gespräch mit dem Sohn im anderen Dorf.

Nachdem Beate und ich uns spät abends in unsere Zimmer zurückgezogen haben, gehen unheimliche Geräusche los. Männerstimmen rufen sich etwas zu, dann Schritte und Sprünge und ein Hin- und Herlaufen vor unseren Zimmern. Wir haben natürlich unsere Türen von innen gut mit den üblichen Haken und Schlössern gesichert. Aber wir sind geschockt. Wir rufen uns gegenseitig ermutigende Worte zu und wollen unsere Angst vertreiben. Schließlich schalten wir das Licht an, bummern von innen gegen die Tür und rufen so laut wir können: »Thief, Thief (Dieb, Dieb).« Da hören wir sie wegrennen und atmen auf.

Am nächsten Morgen gehen wir sofort zu Pervez, unserem Manager und berichten ihm darüber. Er ist sehr erbost über diesen Überfall und erscheint mit dem Dorf-Sheriff. Der hat Erfahrung im Spurenlesen und kennt die Fußabdrücke aller Pappenheimer. Auf diese Weise hat er schon manchen Büffeldieb überführt.

Nun wundern wir uns nicht mehr, wenn wir umgedrehte Bienenkörbe auf dem Feld liegen sehen – das war die Spurensicherung.

Unsere Männer kann er aber nicht identifizieren. Nachträglich vermuten wir, dass es freche Jungen vom Nachbargrundstück waren.

Wir nehmen also wieder unsere Arbeit auf und besuchen zunächst die Schule. Hier sehen wir viele neue Schülerinnen, die von den bekannten Lehrerinnen vorgestellt werden.

In der Jungenschule gibt es bereits zwei unterschiedliche Klassen. Vor dem Schulgebäude steht ein neu erbautes Haus. Es ist das »Annemarie Schimmel Museum«. Annemarie Schimmel war eine bedeutende Orientalistin. Sie hat viel für die Kultur in Indien- Pakistan geleistet. Und in diesem Museum wird die Geschichte des Dorfes vom traditionellen Lehmbau bis zu dem seit zwei Jahren eröffneten Brunnenhaus dargestellt. Das große Brunnenhaus am Ende des Dorfes hinter dem Frauenzentrum sieht aus wie ein orientalischer Palast. Hier wurde nach achtzig Metern Bohrung reines Trinkwasser gewonnen, was einen großen Fortschritt im Kampf gegen Säuglingsdurchfälle bedeutet. Im Museumsgebäude war noch ein Raum mit zehn Computern für die Schüler untergebracht.

In der Gesundheitsstation warten unsere sieben Damen: Majo, die Leiterin, Sahiba, die Vertretung, Iram und Saghiera, die beiden jüngsten, und unsere drei Geburtshelferinnen Meraj begum, Suchera und Jenat. Gemeinsam mit Marlies üben wir das Sterilisieren von Instrumenten und kontrollieren noch einmal die Dokumentationsbögen über den Verlauf Säuglingsentwicklung. Und wir sehen, was an Medizin gebraucht wird. Neue Blutdruckapparate, Blutzuckermeßgerät und Urinsticks haben wir Volontäre mitgebracht.

Wir beschließen, noch einmal Dr. Hussain, unseren dem Dorf verbundenen Arzt in seiner Klinik gemeinsam aufzusuchen, schon allein um eine vertrauensvolle Bindung zwischen unseren LHW (Lady Health Workern) zu unterstützen. Wir besuchen gemeinsam die für uns entscheidenden Fachärzte: Augenarzt Dr. Azis, Frauenärztin Dr. Quari – für Frauenkrankheiten und Familienplanung –, sowie die nahegelegene ländliche Gesundheitsstation in Akaba. Unsere Helferinnen sollen wissen, wo sie noch lernen und Hilfe für ihre Patienten suchen können.

Eines Morgens nimmt mich Iram mit auf ihr Feld, damit ich sehe, wie sie ihrem Vater mit Helfern Frühstück bringt. Es geht über Holperwege und Wassergräben, wobei Iram mit vollem Geschirr auf dem Kopf elegant vorantrabt. Schließlich erreichen wir das Feld von Irams Familie, das heißt nur vom Vater – die Mutter war bei Irams Geburt verstorben. Es war eine ziemlich große Freifläche, mit Zelten und Charpois belegt; denn die Männer schlafen nachts auf dem Feld bei den Büffeln, um sie vor Diebstahl zu schützen. Iram nimmt die große Schüssel vom Kopf, gießt die Milchsuppe in Becher und wickelt die frisch gebackenen Fladenbrote aus. Die leere Schüssel wird ausgewaschen, zum Melken der Büffelkuh benutzt und dann wieder – mit frischer Milch – auf dem Kopf nach Hause balanciert.

Auf dem Stolperrückweg fällt mir unser Ausflug vor zwei Jahren wieder ein: Pervez organisierte für uns Gäste einen Ausritt zum nahegelegenen River Ravi. Bei Vollmond ritten wir mit kleinen, lieben Pferden über ein Stoppelfeld. Was war das für eine romantische Atmosphäre. Abschließend saßen wir gemütlich auf einem kleinen Gehöft zwischen Sesam-Feldern bei Tee und Brot zusammen.

Den Abend verbringen wir Volontäre gemeinsam mit dem Filmteam im Frauenzentrum zum Erfahrungsaustausch. Plötzlich zieht mich Majo nach draußen. Sie gesteht mir, dass sie bald heiraten wolle und zeigt mir stolz ihre Aussteuer, die in Aluminiumkisten verstaut ist. Da gibt es – wie bei uns auch – Tisch- und Bettwäsche, Geschirr und Haushaltsgeräte, wunderbare Kleidung aus kostbaren Stoffen, Stickereien und Schmuck. Dann berichtet sie, dass noch vier Büffel ihr Eigentum seien – also eine »gute Partie.«

Natürlich freue ich mich für sie. Als ich sorgenvoll frage, ob ihr Ehemann es gestatten würde, dass sie im Dorf weiter arbeiten kann, bejaht sie es. Es ist in der Tat noch heute so.

Im Frauenzentrum läuft für die 140 Frauen des Dorfes die kunsthandwerkliche Arbeit erfolgreich weiter. Große und kleine Puppen in Originaltracht, Brautpuppen, Spielzeug, Grußkarten und Spielzeugrikschas werden produziert.

In den letzten Jahren hat sich mit der Volontärin Monika ein Töpferzentrum entwickelt.

Die Einnahmen aus den kunsthandwerklichen Arbeiten werden zu einem kleinen Teil an die Basic-Health-Unit abgegeben. Das Gesundheitszentrum ist für die Dorfbevölkerung bis auf fünf Rupien Grundgebühr pro Patient frei und hat somit keine Einnahmen. Das Gehalt für die Lady-Health-Worker (Gesundheitshelferinnen) kann durch Spenden von der Ärztin, die 1991 im Dorf gearbeitet hat, gezahlt werden.

Die Arbeit in der BHU muss weitergehen. Ich halte brieflich, telefonisch und durch Volontäre Kontakt zu den fünf Mitarbeiterinnen. Es ist gut, wenn sie Ansprechpartner haben und ermutigt werden, sich weiterzubilden. Sie sollen auch Kontakte zu anderen Dörfern und zu Organisationen mit sozialem Charakter suchen. Meine pakistanischen Freunde, die heute in Berlin leben, helfen gern dabei.

Wichtig ist die Frage der Hygiene und der Müllentsorgung. Die Toiletten in den Schulen und der BHU müssen benutzungsfähig sein. Die Dorfbevölkerung muss allmählich vom Latrinen-

Eigenbau überzeugt werden. Anders wird man das Problem des Wurmbefalls nicht lösen.

Wichtig wäre auch, die schon früher vorgeschlagene Trennung des Mülls. Der Plastik-Müll könnte gesammelt und zur Recycling- Firma gebracht werden.

Äußerst wichtig ist der Kampf gegen Tuberkulose. Im Dorf leben viele Bewohner mit chronischem Husten und Auswurf, die durch die Gesundheitshelferinnen einer gezielten Untersuchung und Therapie zu geführt werden müssten.

Ich bin sicher, dass die Arbeit in der Gesundheitsstation mit den ausgebildeten Gesundheitshelferinnen weitergeht.

Auch wenn in dieser Zeit große Schwierigkeiten im ganzen Land bestehen, und die Sicherheitsmaßnahmen sogar auf eine strenge Meldepflicht jeder Besucher ausgedehnt wurde. Ich wünsche diesem Dorf ein Weiterleben in Frieden und Fortschritt.

Der Weg nach Norden

Auf dem Weg nach Norden bin ich wieder mit unserem bewährten Azmat unterwegs. Wir fahren auf der Grand Trunk Road über durch die Salt Range. Dieses Gebirge begrenzt die obere Indusebene und zieht östlich bis zum Jhelum Fluss. Hier, unweit der GTR, liegt das Fort Rohtas. Es ist 1542 vom afghanischen Sher Shah Suri erbaut worden und von einer imposanten breiten Mauer umgeben. Die sonst kargen Berge der Salt Range bedecken verschiedene Gesteinslager aus 600 Millionen Jahren Erdgeschichte. Ihren Namen hat sie von den Salzlagern. Wir fahren an bizarren Felsen und vielen Salzseen vorbei.

Im ganzen Land – aber besonders in dieser Gegend – habe ich die bunt bemalten Fahrzeuge bewundert. Nicht nur Rikschas, Busse, Kleinbusse, Lastkraftwagen und Trucks, sondern auch kleine Esels- oder Pferdekarren und Tongas, die Pferdekutschen, fallen durch farbenprächtigen Schmuck auf. Die Bemalungen zeigen Folklore-Ornamente aus Blumenranken, Blüten, Vögeln oder sogar wilden Tieren. Die Fantasien oder Träume ihrer Besitzer werden in naiver Malerei dargestellt. Oft sind auch bekannte Schauspieler oder andere Persönlichkeiten dargestellt. Das ist aber nicht im Einklang mit dem islamischen Verbot der Menschen- und Tierdarstellung. Ich erinnere mich an die Jahre 2001 bis 2004, hier fiel mir oft das Bild von Lady Diana auf.

Besonderes einprägsam sind für mich die Trucks auf den Highways. Diese Fahrzeuge tragen über dem Fahrersitz eine kleine Kabine mit nach hinten verjüngter Form. Sie dient bei langen Touren als Schlafraum. Somit ist der Truck auch ein Stück Wohnung für den Fahrer und wird entsprechend eingerichtet. Der Vorderteil der Kabine wird nicht nur mit bunten Bildern versehen, sondern erhält oft eine handgeschnitzte Verzierung.

Unterhalb des Motors und an den Seiten habe ich oft Ketten oder an Ketten hängende bunte Metallplättchen bewundert.

Die Malereien werden von Laien ausgeführt. In Großstädten gibt es dafür Werkstätten, die wir uns auch einmal mit dem Volontär Bernhard in Lahore angesehen hatten.

Unser Weg bringt uns über die alte Garnisonstadt Rawalpindi zur Hauptstadt Islamabad, die erst 1965 fertiggestellt und eröffnet wurde. Sie ist hochmodern und im Gegensatz zu anderen Großstädten mit einem gut ausgebauten Straßensystem und freundlichen wie praktischen Wohnkomplexen bebaut. Die Straßen sind gerade ausgerichtet. Ich sehe viele moderne Geschäfte, Kaufhäuser und Gaststätten. Eindrucksvoll ist das Regierungsviertel mit den palastartigen Botschaftsgebäuden, Glanzpunkt die von König Faisal aus Saudi-Arabien gestiftete moderne Moschee mit ihren vier nadelförmigen hohen Minaretten, die 20.000 Gläubigen Platz bietet.

Von dieser Gegend aus hat man bereits einen Blick auf die hohen Berge. In der Nähe sind erst mal die Margalla Hügel, die die Stadt nach Norden begrenzen. Hier gibt es ein malerisch gelegenes Restaurant mit Blick auf die mit weiten Parks und Baumreihen versehene Stadt.

Azmat lässt es sich nicht nehmen, mir das nahegelegene Taxila zu zeigen. Es ist eine bedeutende Ausgrabungsstätte in der Gandhara-Region. Hier befand sich im ersten bis fünften Jahrhundert n. Chr. das religiöse Zentrum des Buddhismus. Und im Museum von Taxila sind wertvolle Funde aus den Ausgrabungsfeldern rundherum – wie Bhir Mound, Sirkap und Sirsukh ausgestellt. Voller Ehrfurcht nehme ich die Geschichte des Buddhismus, die hier in dieser Gegend indische, griechische und persische Einflüsse miteinander verschmelzen ließ und den Gandhara-Stil bis nach Ostasien, China, Korea und Japan verbreitete, wahr.

Auf dem Karakorum Highway

Roswitha wollte mir unbedingt den legendären Karakorum-Highway zeigen. Freudig willigte ich ein.

Diese Gebirgsstraße ist ein Gemeinschaftsprojekt zwischen Pakistan und China. Nach zwanzigjähriger Bauzeit konnte er 1976 eingeweiht werden. Er hat vom Beginn in Havelian bis zur chinesischen Grenze eine Länge von 883 Kilometern und überwindet Höhen zwischen 1.287 und 4.900 Kilometern. An diesem durch zerklüftete, steile Felsvorsprünge und durch Erdrutsche mit Steinschlägen schwierigem Gelände forderte der waghalsige Bau viele Todesopfer auf beiden Seiten.

Wir flogen wieder mit der Fokker von Peschawar nach Gilgit, wo uns Roswithas Fahrer Achad mit dem Auto erwartete. Vom Flugzeug aus war für mich dann auf der rechten Seite der Nanga Parbat aus der mit Schnee bedeckten Bergkette zu erkennen. Und der Pilot zeigte mir im Vordergrund den Pamirknoten. Mit dem Pkw ging es dann weiter bis zur chinesischen Grenze. Die Rücktour erfolgte dann bis vor Havelian auch per Auto. So hatte ich Gelegenheit, diese einmalige Gebirgstour auf mich wirken zu lassen (mit allen dazugehörigen Ängsten).

Das erste Ereignis war für mich Gilgit.

Gilgit war und ist ein wichtiger Transport-Knotenpunkt der alten Seidenstraße. Hier nimmt der Indus den Gilgitfluss auf. In der Stadtmitte findet sich ein riesiger Basar in der Nähe des Steinbock-Denkmals zur Erinnerung an den Befreiungskampf gegen den kriegerischen Dorga-Stamm 1947/48. Imposant wirkt der Bau des Palastes der früheren Herrscher von Gilgit, Mir, genannt.

Aufregend war für mich ein Polospiel. Diese Reiterspiele sind hier im Norden sehr beliebt. Ursprünglich kommen sie aus Zentralasien, wurden in Persien zum Wettkampfsport entwickelt, verloren lange ihre Bedeutung und gewannen durch die englische Kolonialherrschaft neue Anerkennung.

Ich erlebte ein äußerst temperamentvolles Reiter- und Pferdespektakel, wobei ich vor lauter Schnelligkeit nicht einmal die Spielregeln begriff. Ich erfreute mich stattdessen an den eleganten Pferden und den geschickten Reitern.

Atemberaubend waren für mich die Fahrten auf den vielen Brücken über den geschwungenen Gilgit Fluss. Eigenwillige Hängebrücken, verschiedenartig in ihrer Stabilität, aber sicherlich den örtlichen Gegebenheiten angepasst, sorgten bei mir für Schweißausbrüche.

Weiter fuhren wir durch enge Schluchten, entlang eines Gebirgsbaches und ich erkannte an der gegenüberliegenden Felswand eine ungefähr drei Meter hohe eingeritzte Buddhafigur. Das war der berühmte Kharga Buddha aus dem achten Jahrhundert. Aus welchem Grund auch immer: Er hält seinen rechten Arm vor der Brust angewinkelt.

Bei Chalt bestaunten wir den 7.788 Meter hohen Rakaposhi mit seiner Schneekappe. Er strahlte uns in der Morgensonne an. Nicht weit entfernt von hier kamen wir in das Zentrum des Hunzatals mit der Hauptstadt Karimabad.

Die Hunzakuts – so werden die Einwohner hier genannt – sind eine ethnische Gruppe, die der Glaubensrichtung der Ismaeliten angehören, deren Oberhaupt Aga Khan ist. Die Aga Khan Stiftung ist im Norden Pakistans bis nach Afghanistan sehr verbreitet. Sie unterhält soziale, gesundheitliche, kulturelle und ökologische Projekte.

Die Schulbildung ist hier anders organisiert. Uns begegneten viele jüngere Schüler, die gut Englisch sprachen und sehr aufgeschlossen waren.

Das Gesundheitswesen funktioniert hier gut. Etwas weiter nach Osten auf dem KKH trafen wir an der Landstraße bei Hussaini auf eine Sanitätsstation. Es war schon spät abends, aber Roswitha ermutigte mich, dort anzuklopfen:

Eine freundliche Schwester in Diensttracht öffnete und zeigte uns alles bereitwillig. Drei Räume waren gut eingerichtet, peinlich sauber. Im Vorraum standen ein aufgeräumter Schreibtisch, Aktenschrank, Waage, Messlatte, Medizinschrank und eine Patientenliege. Die anderen zwei Räumen waren mit einem Verbandstisch, einem EKG-gerät, und einem Infusionsständer, also allem, was zu einer akuten Versorgung gehört, eingerichtet. Ich war so überrascht und konnte mir nur eine ähnliche Einrichtung mit derart ausgebildetem Personal für mein Dorf wünschen.

Noch zum Hunzatal:

Hier steht die Festung Baltit – ehemals Schloss der Mir–Familie – heute als Museumsbau hergerichtet. (Der Mir wohnt heute im Ort Karimabad.)

Diese Festung hat einen tibetischen Anklang durch die Kragkonsolen. Hier hat vor 400 Jahren eine tibetische Prinzessin gelebt, ihr zuliebe ist die Festung so gestaltet worden.

Auf dem gegenüberliegendem Berg steht die noch in Renovierung befindliche Altit Festung.

Die Hunzakuts (Bewohner des Hunzatals) fallen auch durch ihre Kleidung auf. Bei den Frauen ist die wunderschön bestickte flache Kopfbedeckung beliebt, farbenprächtige lange Röcke werden von den Frauen getragen und von den Männern der Pakol, die Wollbaskenmütze, und an Festtagen der Wollumhang.

Weiter der chinesischen Grenze zu wird die Besiedlung auf dieser Höhe sehr dünn. Wir fahren jetzt neben Geröllfeldern und hohen schroffen Bergen her, wie bei Gulmit die Passu- Kathedralen, wobei wir mehr und mehr Jaks sehen. Nach dem riesigen Passu Gletscher, der fast bis zum Highway reicht, stolpern wir nur noch durch Schotter, um die chinesische Grenze am 4.700 Meter hohen Khunjerab-Pass zu erreichen.

Auf dem Rückweg müssen wir mit dem Indus durch tiefe Schluchten und breite Täler mit malerischen Dörfern auf mehr oder weniger engen Durchfahrten reisen. Monolithe, Steinbrüche, die teilweise die Weiterfahrt behindern, alles wird geboten. Und wenn dann an scharfen Kurven unter uns in der Tiefe der Indus rauscht und auf engstem Pfad ein Truck entgegenkommt, bin ich dankbar für Roswithas aufmerksamen und geschickten Fahrer Achat.

Westlich von Chilas – in Richtung Bescham – hat die Bewegung der Erdoberfläche noch jederzeit sichtbare Folgen. Es ist das Gebiet der Kollision der indischen mit der eurasischen Kontinentalplatte. Durch Verschiebungen können gefährliche Steinschläge ausgelöst werden.

Wir verlassen unser einmaliges Bergerlebnis.

Heute, im Jahr 2014 erfahre ich, dass China unbedingt den KKH in Pakistan zweispurig ausbauen möchte. In China sind sie damit schon von Kaschgar an bis zum Khunjerab-Pass (die alte Seidenstraße) fertig. Dieses Projekt kann für Pakistan nur einen großen Fortschritt bedeuten. Denn das wäre eine durchgehende Verbindung vom Himalaja bis zum Arabischen Meer.

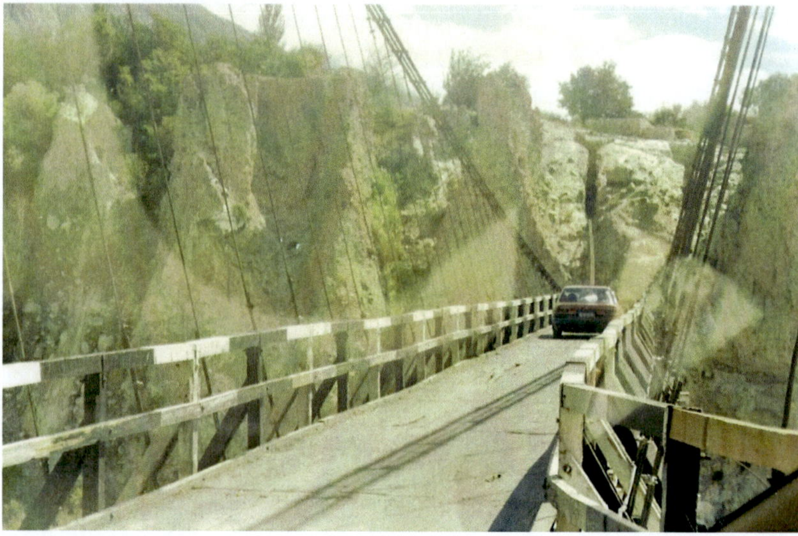

Hängebrücke über den Gilgit

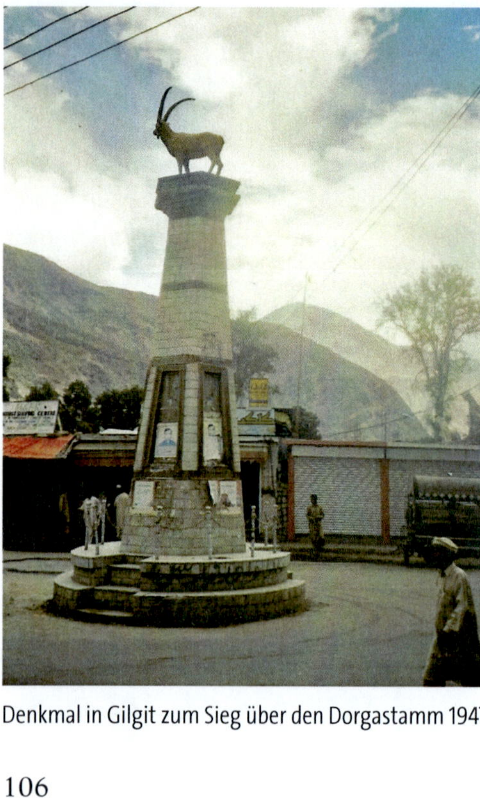

Denkmal in Gilgit zum Sieg über den Dorgastamm 1947/48

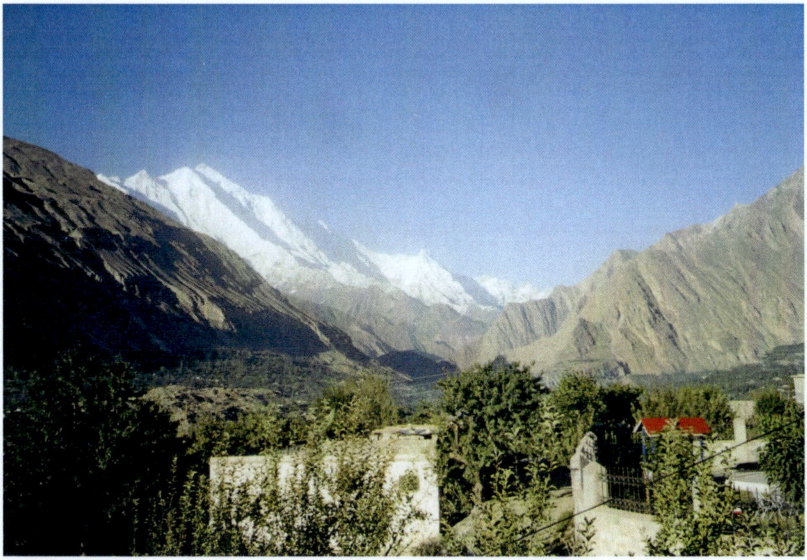

Rakaposchi

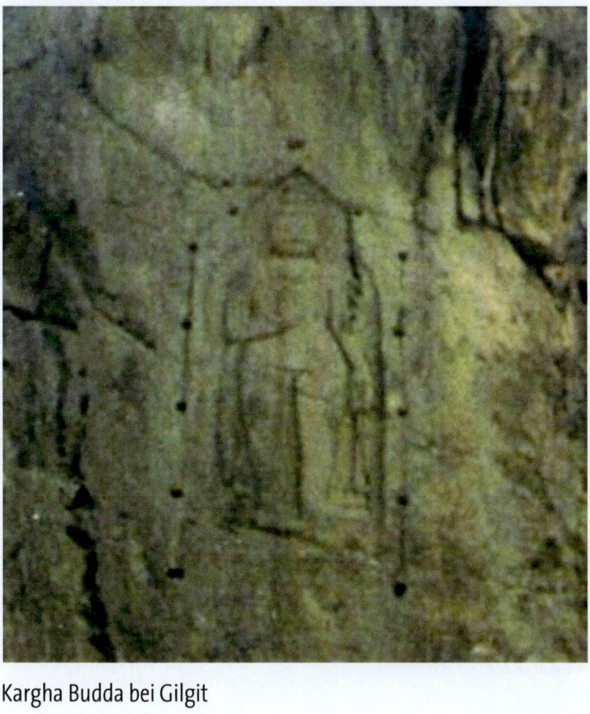

Kargha Budda bei Gilgit

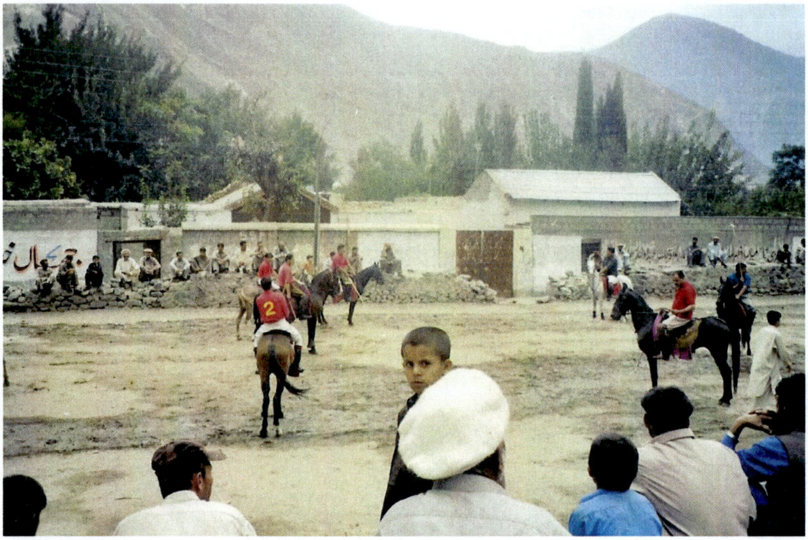

Polospiel in Gilgit

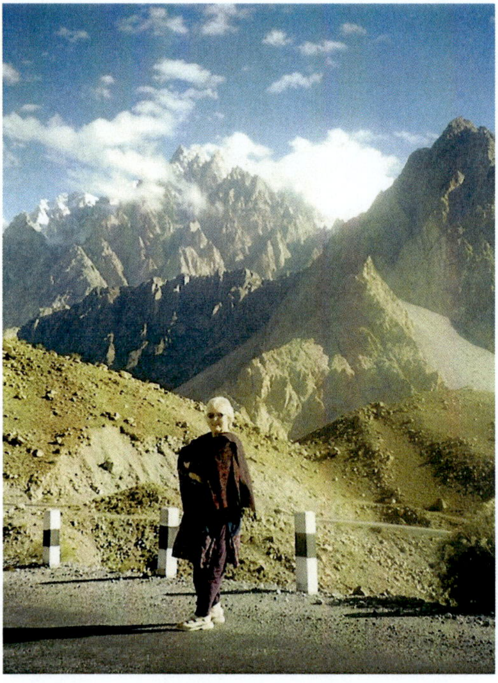

Roswitha auf dem KKH vor dem Kadhedralenmassiv

Glossar

As salam aleikum, Wa aleikum salam
Begrüßung, Friede sei mit dir – so auch mit dir

Bihari	Bevölkerungsgruppe muslimischen Glaubens aus dem indischen Staat Bihar. In der unruhigen Zeit nach der Teilung Indiens flüchteten viele Biharis nach Pakistan und Bangladesch (damals Ostpakistan).
Burka	Ganzkörperschleier, in Augenhöhe mit einem Gitternetz
Chapati	Fladenbrot aus Chapati-Mehl (Vollkorngemisch aus Gerste und Hirse)
Charpoi	für Pakistan typisch: Bett aus massiven Holzrahmen mit vier Füßen und einer geflochtenen Liegefläche
Dai	dörfliche Geburtshelferin
Dispensary	in diesem Fall: Office als Sprechstunde
Dupatta	großer Schal in zur Kleidung passenden Farben, der um den Hals und Schulte und Kopf getragen wird
Ghee	Fett aus Kuhmilch gewonnen zu Braten und Kochen
GTR	Grand Truck Road (von Peschawar bis Karachi)
Hookah	Wasserpfeife
KKH	Karakorum Highway
LHW	Lady Health Worker – Gesundheitshelfer
MALC	Marie Adelaide leprosy Centre
Mela	Volksfest, meist verbunden mit dem Sterbetag des Heiligen
Mullah	Ehrentitel im Islam für Geistliche

NGO	Non Government Organisation, Nicht Regierungsorganisation
Pakol	spezielle Baskenmütze im Norden Pakistans
Panjabi	Volkssprache im Punjab
PIA	Pakistan International Airlines
Pir	Dorfältester mit religiöser Würde
Rikscha	in diesem Fall dreirädriges Motorgefährt von farbigen Blech- oder Metallhüllen umgeben
Rupie	Währungseinheit in Pakistan
SES	Senior Experten Service, eine Stiftung der Deutschen Wirtschaft für Internationale Zusammenarbeit, gemeinnützige Gesellschaft, Sitz in Bonn
Shalwar, Kamiz	Weite Pluderhose mit langem Hemd
TBA	traditional birth attendant – Geburtshelfer
Urdu	Landessprache in Pakistan (ähnlich dem indischen Hindi)
WAC	Woman Art Centre – Frauen-Kunst-Zentrum im Dorf Thatta Kedona

Literatur

Susanne Thiel
KulturSchock Pakistan
Reise Know-How Verlag Peter Rump
1. Auflage 1997

Mohamed Amin, Duncan Willetts, Brian Tettey
Reise zum Dach der Welt
Landbuch-Verlag, Hannover 1990

Ruth Pfau
Pressemitteilungen des DAHW
Von 2002 bis 2007

Dank

Für die Geduld und kritische Unterstützung
danke ich
meiner Tochter Claudia Groch,
Frau Stefanie Bähr,
dem Ehepaar Bettina und Lutz Haubold,
meinem Mann Rudibert
sowie dem Team von TRIGA – Der Verlag.